オーバーフローする脳

ワーキングメモリの限界への挑戦

トーケル・クリングバーグ
苧阪直行 訳

新曜社

Torkel Klingberg
DEN ÖVERSVÄMMADE HJÄRNAN
En bok om arbetsminne, IQ och den stigande informationsfloden

Japanese translation published by Agreement with
GrandAgency and The Asano Agency Inc.

目　次

装幀＝虎尾　隆

1 はじめに——石器時代の脳が情報洪水に見舞われたら

ちょっとものを取りに部屋に入ったつもりが、何をしに来たのかわからなくなる。ぼんやりと壁を見つめて、何をしようとしたんだったか思い出そうとしている。一瞬前まで頭にあった、しようと思っていたことが消え失せている。携帯電話に気をとられたのかもしれないし、あるいは同時に2つ以上の仕事をしようと、欲張ったのが悪かったのかもしれない。とにかく、そこに立ち止まってぽかんと壁を見つめていることになったのは、一時的に情報が過剰になって、脳がオーバーフローしたためだ。

脳が情報処理できる能力には制約がある。本書はなぜ、脳にそのような制約があるのか、そしてそのような制約がわれわれの日常生活にどのような影響を及ぼすのか、さらには、心の鍛錬をすることで、この制約を広げることができるのか、などについて考えてみたい。

情報テクノロジーとコミュニケーションの発展はかつてない勢いで情報の増大を加速しており、

明らかにわれわれの脳が処理できる範囲を超えつつある。情報の限界はもはやテクノロジーによってではなく、われわれの脳の生物学的制約によって定められるところまできた。このような状況は、ますます複雑になっているオフィスを見まわせばすぐ気がつく。架空の人物だが、リンダの例について考えてみよう。架空とはいえ、彼女は私の近しい友人がモデルで、彼女が仕事をする環境はまぎれもなくわれわれ多くにとって身近なものだ。

リンダはIT会社のプロジェクトマネージャーだ。月曜の朝8時半、オープンプラン（訳注：内部の間仕切りを最小限にした設計）のオフィスで自分のデスクに座って彼女の仕事は始まる。コーヒーカップを脇に置きながら、週末にきた電子メールにざっと目を通す。スパムメールですぐ捨てるもの、読むが返事はしないもの、すぐに返事するもの、などを判断する。すぐに返事するものはトゥードゥーリストに追加し、優先順位を変更し、パソコンと彼女のブラックベリー（スマートフォンの一種）を同期させて更新する。10時になっても電子メールの処理が終わらないが、トゥードゥーリストにある最優先の仕事に取り掛かる——報告書を書き、部下4名の進捗報告書に目を通すことだ。報告書を書きはじめて3分後、同僚からパソコンの購入について同意を求める割り込みが入る。それで、2人してパソコンをコンピュータ会社のウェブサイトにつなぎ、オプションについてざっと目を通す。そこで、リンダにまたしても電話の割り込みが挟まる。先週金曜の電子メールの件だ。さらに電話が何本も入り、リンダの同僚は自分のデスクに戻ってしまう。リンダはといえば件の金曜の電子メールをファイルから探し出すのに必死なので、自分の携帯にかかってくる呼び出し音は無視しようとする。電話を聞いている間に、ついでにスパムメールをいくつか消す。

これが現代のオフィスだ。米国の職場調査によれば、社員はおおよそ3分に1回の割合で割込みを受け、そちらに注意をそらせることになるという。また、パソコンで仕事をしている人々は、平均して同時に8つものウインドウを開いているという。精神神経科医のエドワード・ハロウェルは「過負荷回路：優れた人の成績がなぜ思わしくないのか？」という論文の中で、「注意欠陥特性」という言葉で、リンダや多くの人々が置かれている情報の過負荷の問題を表現している。これは医者が発見した新たな診断というわけではなく、ますます速いペースで情報テクノロジーと作業のパターンが次々と変わることがもたらした、心の状態の記述にすぎない。ある人々は、これをライフスタイルだという。けれども、「注意欠陥特性」という言葉は、この心の状態が「注意欠陥症候群（ADD）」と類似しているから選ばれたのだ。ちなみにADDは「注意欠陥多動性障害（ADHD）」の一種で、多動性を伴わないものをいう（ADHDについては後述）。診断は、次のような一連の症候によって定義される。「注意の維持困難」、「課題や活動の組織化の困難」、「外からの刺激に気を散らしやすい」、「毎日の生活で物忘れが多い」などである。これらの症候は、重篤な場合は仕事が適切に遂行できず、治療が必要となることもある。ハロウェルの指摘のポイントは、「注意欠陥特性」が速いペースで同時的な要求がある現代の職場環境（訳注：マルチタスクが求められる環境）が、はたらく人々に注意を持続させることを困難に感じさせたり、仕事をうまくさばく容量が不足していると感じさせるということであり、この言葉はそれをうまく表現している。脳は情報の洪水に見舞われている。だが高度情報化社会は常に、人々の注意の能力を損なうのだろうか？　とにかく、注意の能力とは何を指すのか、そして、複雑なオフィスの環境の何が心に過負荷をかけるかを、科学的に考えてみる必要がある。

日常の仕事が難しくなる1つの要因は、途切れなく注意を奪われることにある。これはブーンという蚊の飛ぶ音と似たようなもので、現在行っている作業に集中するのを妨げる。情報の奔流は処理待ちの量だけでなく、遮断する必要のある量も絶え間なく増加させる。注意散漫になる度合いが変化した理由の1つが、オフィスが伝統的なものからオープンプラン・タイプのデザインに変わってきたことである。オープンプランのオフィスでは、従業員の間のコミュニケーションが良くなり相互に刺激しあえるが、一方では鳴りやまない電話の音、おしゃべりやショートメッセージ着信の信号音が殺到し、これらを無視して注意を集中しなければならない。もう1つ、仕事の要求が厳しくなっている理由は、情報のソースがますます本や新聞よりもインターネットとなりつつあることだ。新聞記事であれば、欄外の広告に気を散らさないで読むことができるが、インターネットで読むときは、欄外に小さな広告がチラチラ動いて気が散ってしまう。注意すべきものに注意を向け、そうでないものを無視するわれわれの脳の仕組みに興味がもたれる。

マルチタスキングは少ない時間で多くのことをやりたい人にとっては手っ取り早くて簡単な解決法だ。しかし、同時に複数の事柄を行うことは（少なくとも行おうとすることは）毎日の生活の中でも最も注意の集中を必要とする作業だ。ランニングマシンの上で走りながらテレビを見ることや、歩きながらガムをかむことならさほどやっかいではない。けれども、車を運転しながら携帯で話すことは、思っているほど簡単なことではない。ハンドルを操作しながら同時にギアを変えることや、路面を注視しながら携帯の画面を同時に見ることも難しい。運転中の携帯電話が注意をそらさせる原因になってしまうのは、そうした行為には心的な負担が伴うということだ。心理学の実験によれば、注意の集中が必要な課題を遂行させながら運転させると、反応時間がおよそ1・5秒遅れることが明らかにされている。なぜわれわれはある課題をやっているときに別のことをうまくできないのだろうか？　なぜ脳は、2つのことを同時にできないのだろうか？

同時的遂行の問題は、現在特に注目を浴びている。というのもテクノロジーの進展は同時遂行を促し、まさにそれを必要としているからだ。ワイヤレス通信の革命によって、いつでもどこでも情報を発信し、受け取ることができるようになった。歩きながら、運転しながら、あるいはテレビを見ながら携帯でおしゃべりができる。車載のナビゲータがあれば設定した目的地まで画面が誘導してくれる。会議中でもブラックベリーがあれば、テキストを送ったり電子メールを読んだりできる。一日が終わってテレビを見るとき、画面下にスクロールするテキスト画面が今日のニュースの情報を伝えてくれるし、テレビによっては同じ画面の一部に別のチャンネルの番組を映し出すこともできる。ソファーに座ったままテレビを見ながら、ワイヤレスでインターネットにつないだノートパソコンを操作することもできる。

われわれは情報とかかわる時に、ある種の矛盾をもっている。より多く、より早く、より複雑な情報を、あたかもそれが快感だといわんばかりに求めがちだ。だがソファーに座ってニュースを追いながら同じ画面のテキストを読もうとするとき、多くの人々は、自分の脳が情報過多に陥っているという感覚とともに、処理できる能力が不十分だという感じを抱く。つまりオーバーフローだ。

心理学や脳研究の新たな進展は、同時的遂行や注意欠陥の理由が1つの中枢の制約――つまり情報の保持能力の制約――による可能性を示している。2つのことを同時に保持し、行おうとする場合、頭の中にある2つの違った事柄を上手にやりくりせねばならない。1つのことをやる場合と比べると倍の情報を扱うことが必要になる。もし、注意が集中できなかったら、保持されていた情報が失われ、冒頭で述べたように、自分が何をしているのかわからずそこに立ちつくすことになってしまう。

記憶に情報を保持する私たちの能力が制約されていることは、次の2つの例からよくわかる。たとえば、「真っすぐ2ブロック進み、それから左へ曲がって1ブロック行け」といったたぐいの指示であれば、それを憶えるのにさして努力はいらないだろう。しかし、「真っすぐ2ブロック進み、それから左に1ブロック進み、さらに右に曲がって3ブロック、そして左へ、次に右へ3ブロック、そこが目的地だ」などと言われればどうだろうか？　うまく憶えられず、目的地に行き着ける見込みは減るだろう。情報が多すぎるのだ。同様に、4桁のPINナンバー（パーソナル・アイデンティフィケーション・ナンバー）は一度聞けば十分憶えられるが、12桁のＯＣＲコードだとお手上げだ。

■マジカルナンバー7

米国の著名な心理学者ジョージ・ミラーは「私がずっと悩まされているのは数の問題です」と、１９５６年の論文「マジカルナンバー7プラス・マイナス2――人間の情報処理の容量制約について」の冒頭で述べている。人間が受け入れることができる情報の容量には一定の制約があり、この制約はおよそ7つだという仮説が述べられている。言い換えれば、人間の脳の帯域幅には、もともと制約があるというのである。この論文は20世紀に出版された最も影響力の大きな論文の１つといえる。

１９５０年の中頃、ミラーがこの論文を書いたころ、心理学では情報という言葉が盛んに使われはじめていた。第2次世界大戦中、科学者はコンピュータの開発を進めて敵の暗号の解読に使おうとした。数学者や物理学者は情報の概念を定量化する方法を提案し、銅線でつないだ電話で情報を伝達する際の限界について考えていた。ミラーの考えは、物理学者が銅線に注目したのとまったく同じやり方で、心理学者も人の脳についてその制約を考えることができるということだった。単位時間あたり一定量の情報量しか通過させないインターネットのシステムとは違うものの、脳も測定可能なスピードをもつ「コミュニケーション・チャンネル」の一種であると考えたのだ。

ミラーの論文のポイントは、われわれの脳には容量の制限があるということだ。彼が指摘するように、7という数字はちょっと神秘的なほどいたるところに顔を出し、想像力を刺激する。ミラーも論文の後段で述べているように「世界の7不思議、7つの海、7つの大罪、プレイアデスの星となったアトラスの7人の娘、人間の7つの年齢段階、地獄の7段階、7つの基本色、7つの音階、一週間の7日」など、いずれも7が出てくる。

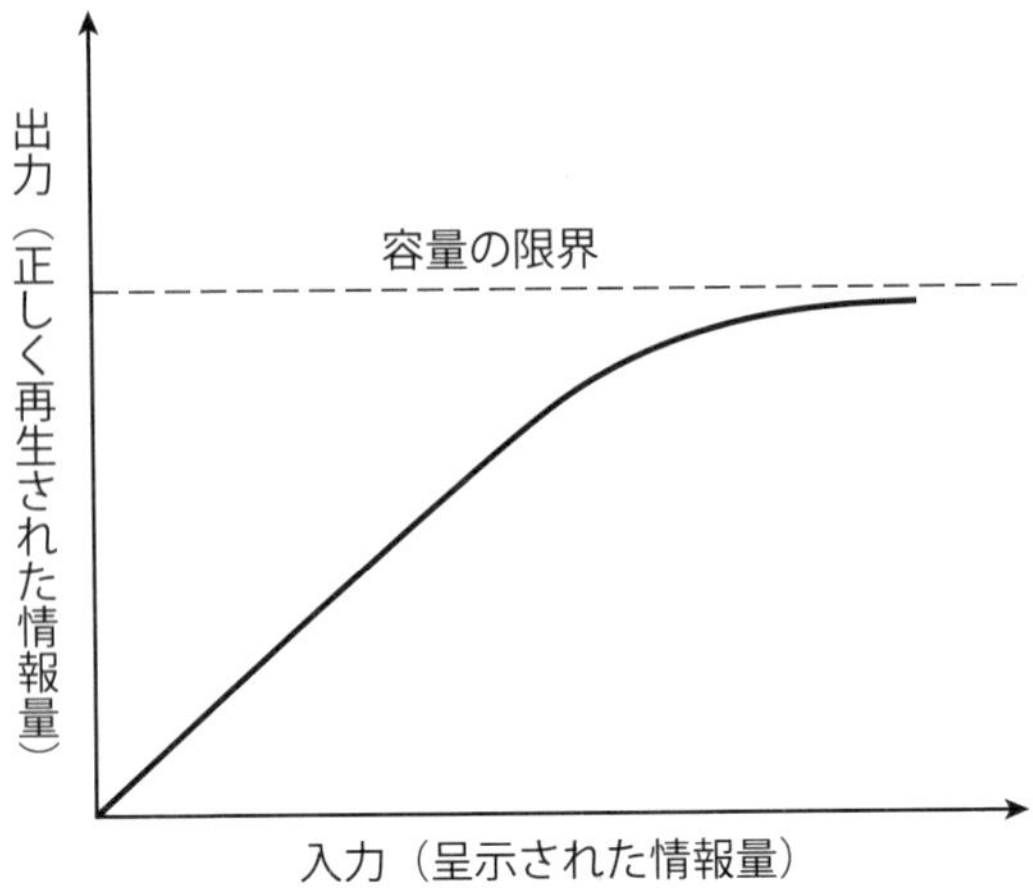

図1-1　ヒトの脳の容量制限（Miller, 1956より）

図1-1はミラーのアイデアを示している。横軸は受け取った情報量で、縦軸はどれくらいその情報が正しく再生できたかを示している。たとえば、読み上げられた数字の列を繰り返すテストを受けたとしよう。縦軸は、数字をいく

つ正しく再生できたかを示している。２つの数字を聞いたなら、簡単に思い出すことができるし、キーボードに順次うちこめるだろう。グラフの直線の部分はこの場合で、入力された情報が出力、つまり正しい報告の個数と同じだということを示す。だがもし12とか20個の数字を再生するように求められたなら、正答できるのはせいぜい7個くらいになるだろう。あなたは容量の限界を示すグラフのカーブ上のどこかにいることになる。脳の情報チャンネルはこれ以上通せないのだ。

ミラーの論文が出てから半世紀、われわれは情報ルネサンスの只中にいる。１９５０年代にはコンピュータライゼーションはまだ揺りかごの中だったが、今はあらゆる社会、文化やわれわれのライフスタイルに入り込んでいる。情報テクノロジーは、われわれの脳の能力を超えた過剰な情報を発信しつつあり、これはミラーが「チャンネル容量」と呼んだものが、毎日のわれわれの生活で現実にオーバーフローしかかっていることを示している。

情報処理能力には固有の制約があり、ミラーのいう心の固有帯域幅があるなら、それは数十万年にわたって脳の進化の過程で形成されてきたものだろう。解剖学的にはホモサピエンスとしてのわれわれは、およそ20万年前にアフリカで進化した。遺伝学者は、現在の人間は15〜20万年前のある時点に生きた1人の女性のＤＮＡを受け継いでいることを示した。ホモサピエンスはそこから全世界に広がったと推定され、南ヨーロッパにも広がって、そこで同時代のネアンデルタール人と徐々に入れ替わっていったと考えられる。この地の人々はすばらしい洞窟壁画を残している。南フランスのクロマニヨン人の洞窟の壁画は、現代人につながるホモサピエンスの残したものとされている。

クロマニヨン人の脳の容積や構造はほぼ現代人と同じであり、彼らが現代風の衣服を身につけて街を歩けば、まったくわれわれと区別がつかないだろう。

クロマニヨン人はおそらく数家族からなる50人程度の集団で狩猟や採取をなりわいとし、ゆったりとした生活を営んでいただろう。時によっては、150人ほどの大きな集団を作り、食料を採取し、皮をはぎ、道具を作り、狩猟に出かけたと思われる。クロマニヨン人が生きた時代の技術的な環境では、矢じりとか、骨で作った釣り針など、ほんのわずかな一握りの道具があるにすぎなかった。

さて、われわれが今日もって生まれる脳は、クロマニヨン人が4万年前に生まれたときとさして変わりがない。情報の処理に何らかの固有の制約があるとすれば、当時最も進んだ技術が逆さのとげをもつ骨の銛《もり》にすぎなかったこの時代に、すでにあっただろう。その同じ脳が今、デジタル社会が生み出す情報の奔流に立ち向かおうとしているのだ。おそらくクロマニヨン人が一年間に出会った人々の数は、われわれが一日に出会う人々の数に匹敵するだろう。われわれが扱わねばならない情報量とその複雑性は増加の一途をたどっている。もし、情報を遮断するバルブのようなものがあって生まれつき何らかの制限があるとしたら、それはどのような心の機能とかかわるのだろうか？　脳の情報処理能力のボトルネックはどこにあるのだろうか？

■脳の可塑性

クロマニヨン人の脳と、ミラーの心の帯域幅の話をさらに面白くしているのは、最近発見された脳の可塑性だ。読者は本書を読んだ後は、読む前の自分に戻ることはできない。というのも、本書の内容が読者の生き方に大きな影響を及ぼすからというのではなく、あらゆる経験や学習が脳を変化させるためである。よく言われるように、ゆく河の流れは絶えずして、しかももとの水にあらずだ。

脳が情報を保持するはたらきをもつ点で変わることはない。脳の異なる部位は違ったはたらきをもつので、機能的な脳の地図を描くことができる。科学者が見出したのは、脳の地図が静的ではないということ、地図はたえず描き直されるということだ。脳がどのように変わるかについての知見は、入力情報がない（剥奪された）場合に脳に何が起こるかを見る研究から得られた。四肢を失った場合、感覚情報をつかさどる皮質はもはや、手足の固有の神経からの情報を受け取ることができない。その結果、手足の情報を受け取る皮質の近隣の脳皮質がその皮質を埋めはじめるのだ。人差し指を失ったとしよう。人差し指から信号を受けていた領域はまず縮みはじめ、中指を受け持つ隣りの脳領域がその分拡大するのだ。つまり脳の地図は再構成される。

もっと顕著な情報欠損による脳の再構成は、盲人の視覚情報の欠損の結果生じるものだ。点字を読んでいるときの盲人の脳活動を測定すると、実際に視知覚はないのに、脳の視覚領が活性化している。つまり、盲人は視覚領を他の感覚情報の処理に使っているように思われるのである。これは失った人差し指からの情報が来ない場合と同じような可塑性を示している。脳では使われていない領域は近隣領域の拡張によってとってかわられる。同様の例は、先天性の聾の人々にも見られる。聴覚領域が活動しているのは、まさに手話を読んでいるときなのだ。

脳は情報を失ったときのみならず、過度な活動にさらされたときにも変化する。たとえば、年中いつも楽器を練習するような場合がそれだ。神経科学者が弦楽器奏者の（弦をあやつる）左手から受け取る感覚情報の脳内活性化領域の地図を観察したところ、活性化された領域は演奏者ではない人の地図領域よりずっと広いことがわかった。ピアニストのケースでは、ピアノ音を聞いたときに活性化する脳領域は、音楽家でない人よりも平均で25％程度広いことがわかった。さらに、神経の運動性インパルスが伝わる神経回路も、素人とは異なることがわかった。

ジャグリングのような一種の曲芸は皆が毎日やるわけではないが、いったん練習を始めれば、以上の例から見て数週間で脳の地図が大いに変化するはずだ。換言すれば、特定の活動が学習ずみになると、脳にどのような変化が生じたかを調べられるということを示している。ある研究では、ジャグリングの練習を3ヵ月した後とする前の参加者グループの脳の構造について調べられている。そこからわかったことは、練習期間を通して脳の後頭葉の運動知覚にかかわる皮質が拡大したが、練習をやめて3ヵ月が過ぎると再び縮小し、トレーニングで拡大した領域のおよそ半分が失われたということだった。つまり、わずか3ヵ月の活動で、あるいはわずか3ヵ月練習をしなかったことで、脳の構造が変わるのだ。

さて、ここで興味あるのは、現代の情報化社会から心が常に受けている情報圧力が、われわれの脳にどのような影響を及ぼしているかという問題だ。見てきたような練習や学習と同様に、情報の圧力も脳への「練習効果」を及ぼすのだろうか?

■20世紀のIQ上昇

1980年代、ニュージーランドの社会学者ジェームス・フリンが思い立って実施したのは、過去のIQ(知能指数)得点を長期にわたって調査することだった。調査の結果、フリンはそれ以降十数年間心理学界に騒動を引き起こすこととなる発見をした。人々のIQが上昇しているように見えたからだ。この現象はフリン効果と呼ばれている。

さてIQは、全人口に対して、統計上その平均的得点が100になるように標準化されている。一定の年齢層(たとえば18歳の人々)の大きなサンプルに新しいバージョンのIQテストを実施した場合も、平均値が100になるよう調整される。その場合、新しいバージョンのIQテスト

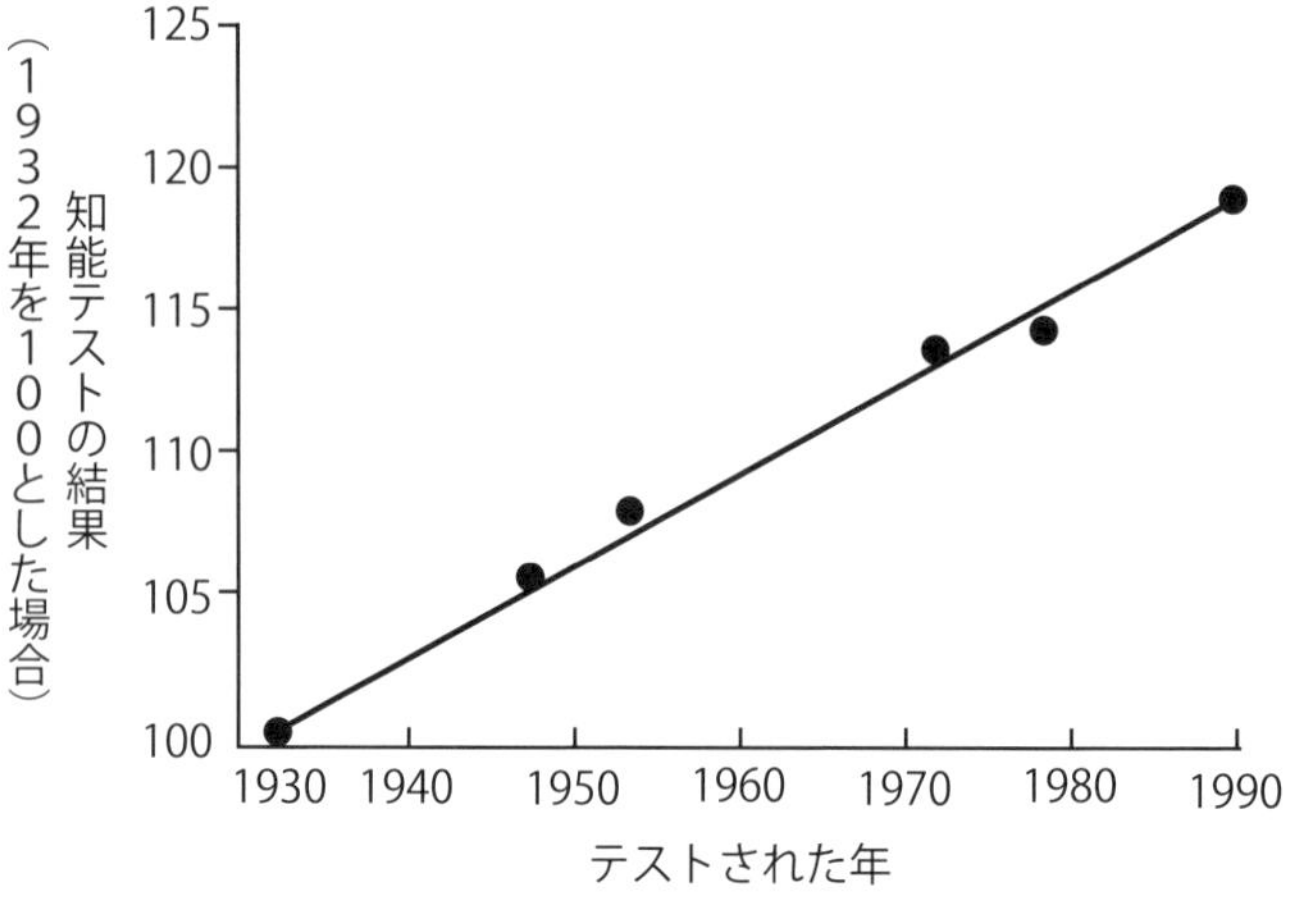

図1-2　1900年代の知能（IQ）の変化（Flynn, 1987より）

を受けた人は旧いテストも受けるように求められ、新旧双方のＩＱテストの成績が一致するかどうかを調べる。フリンが見出したのは、どのグループでもテストを受けるたびに旧テストより成績が良くなったということだ。18歳の人々のグループが20年前のテストを受けたとすると、20年前の彼らの同年代の人々の得点100にはならず、必ず少し高目の値が出るのだ。フリンは1932年から1978年の間の、全体で7500名以上の参加者にのぼる70以上の調査を検討して、平均ＩＱが10年間で3ポイント、おおよそ3％上昇していることに気づいた。

この報告がセンセーショナルだったのは増加の程度だった。2世代、60年の間に得点がおよそ1標準偏差も上昇していたのである。すなわち、1990年の同年齢層の得点の平均値をとった18歳の人々を、仮に60年前の時点で評価したとすると、その得点は高いほうの6分の1に入るのだ。30人のクラスの平均的学生の場合なら、突然トップの5位以内に入ることになる。

このIQの上昇は、教育の改善の結果だとも言い得るが、もしそうなら語彙や一般知識の検査で得点が上がり、問題解決の検査ではさほど上がらないはずだ。なぜなら、問題解決は文化や教育のレベルとは比較的かかわりがないと考えられるからだ。しかし、アメリカ人のIQテストの変化を詳細に調べた結果、まさにその反対であることが見出された。得点の上昇は問題解決で著しく上昇し、一方、語彙検査の得点はほとんど変化がなかったのである。

この点を検証するため、フリンはレーヴン・マトリックス課題（学習した知識とかかわりなく、流動性知能を測定できるように工夫された検査：50ページ参照）という問題解決活動から構成されるテスト得点の国際比較をしてみた。1952年から1982年の間にイスラエル、ノルウェイ、ベルギー、オランダとイギリスで、軍への入隊時にこのテストを受けたほとんど全員について記録された測定結果の経過時間に対する傾向を分析したところ、フリンはアメリカ人のIQテストで見られたのと同じ効果を見出した。しかも、国によらず、その上昇の比率はほとんど同じであった。問題解決能力のみの能力で検査すると、その得点上昇はもっと大きく、言語能力と問題解決能力を一緒に測定したテストの平均得点より、およそ2倍も高くなった。

IQの増加は多くのさまざまな調査による大量のデータで裏づけられており、疑いの余地のないものと見なされている。一方で、この原因が何によるのかを確実に言い切れる人はいないようだ。ジェームス・フリンは当初、この上昇を〝実際の〟知能の改善によるものではないと考えた。18歳の年齢層が60年前にさかのぼれば優秀な学生になってしまうというのは、つじつまが合わないと彼は考えた。そのかわりに、フリンは得点の上昇はまず第一に、何度もテストしたことに伴う効果だろうと考えた。残念なことに、彼は人々が実際により賢くなったと信じることは直観に反すると考え、議論さえしなかった。フリンはＩＱテストが信頼できないものだと考えたが、これは仲間の心理学者から賛同を得られなかった。現在、多くの心理学者は――フリンも含めて。彼は意見を変えたようだ――、テスト得点の上昇は人々の問題解決の能力が〝実際に〟向上したためだと考えている。

一方、フリン効果をうまく説明できる要因は１つではないこともわかってきた。魅力的な可能性の１つは、得点の上昇が、われわれの心的な環境に由来するというものだ。増加する情報への接触が訓練効果を生み、絶え間なく増加する心的な情報圧力が人々の知能を押し上げるのに役立っているとは考えられないだろうか？　もしそうなら、どのような心への情報圧力がこのＩＱの上昇をもたらしているのだろうか？　どのような機能が、どのような情報環境下で訓練されているのだろうか？

■未来

人の脳についての理解は過去数十年、指数関数的に進展してきた。そして、科学者はようやく、情報処理の制約と脳の機能の間のかかわりを明らかにすることが可能になってきた。脳研究はミラーが巧みに表現した疑問、つまりアトラスの7人娘とか世界の7不思議については答えをもっていないが、脳の制約のボトルネック（隘路）を規定する要因については、主要な容疑者を追いつめるまでに研究が進んできた。本書ではその容疑者をどのように探し出し、とらえようとしてきたかについて述べてみたい。

心的な情報処理の制約についてもっとよく知り、脳のどの領域がその制約にかかわるのかがわかれば、訓練その他を通してその制約を変える方法を工夫することができるだろう。2004年、ノーベル賞を受賞したエリック・カンデルを含む多くの著名な神経科学者は、この新たな可能性について述べると同時に、この問題が提起する倫理的ジレンマについてレビューしている。そのレビュー論文は「自身の脳のはたらきを変える人間の能力は、鉄器時代の冶金術の進歩と同じほどに、人類の歴史の形成に大きな影響を与えるだろう」というフレーズから始まっている。論文のタイトルは「認知神経科学的エンハンスメント：われわれができることとなすべきこととは？」

となっている。このようなテーマは、皆が関心をもつものだ。

私は本書で、最新の脳科学によって、注意の能力、情報処理や脳の訓練について何が解明されたのかを述べてみたい。とはいっても、本書は記憶や注意についての研究のすべてをカバーしている教科書ではないこともお断りしておきたい。教科書のような広い領域をカバーすることはできないし、たとえできたとしても、読みとおすだけの時間のある読者は少ないだろう。情報はあまりに多いし、時間は足りない。その代わり、私は本書で、相互に関連する研究を組み上げて1つのストーリーを書くことにした。たくさんの情報の小片を集めてジグソーパズルを解いてみたいと思っている。パズルの全体像は作れないまでも、少なくともその一部は描き出せるだろう。このストーリーには私自身の脳のはたらきについての研究、たとえば同時的遂行の制約問題や心的能力がどのように発達するのかといった問題等についての研究も含まれている。

進展の著しい社会が、われわれの心の幸福にどのようにかかわるのかについて、一般的な関心がもたれている。よりストレスを少なく、より要求されることが少なく、人生に苦労することなく、どのように学べばいいのかについてのアドバイスが、本や雑誌にあふれている。スローな都市、スローフード、反省の時間をもつ、などなどだ。これらすべてがそれぞれ役割をもっている。しかし、本書のメッセージはこれらの考えとは反対で、そして多少楽天的だ。情報や刺激への渇望、そして心的な挑戦についても、われわれは認めなければならない。われわれが自分のもつ制約を意識し、また認知的要求と能力との間に最適なバランス点を見つけるにしても、それは十分な満足感をもたらすのみでなく、脳の能力を最大限に発展させるものでもなくてはならない。

しかしこの点を考える前に、まずわれわれを取り巻く心的な要求について見てゆこう。注意とは何か？　われわれは情報を脳の内部でどのように記憶し、そしてこの能力は操作可能なのか？

2

情報の入り口

リンダの例に戻ろう。彼女はオープンプランのオフィスに座っている。周りは同僚のおしゃべりや、ひっきりなしの電話の呼び出し音でいっぱいだ。デスクの上には報告書、新聞や冊子が乱雑に積まれている。リンダのコンピュータ・スクリーンにはウェブページが開かれ、パソコンの在庫品価格一覧が表示されており、ここから1つを購入せねばならない。スクリーンの右端には西インド諸島への格安旅行の小さな広告が動いている。スクリーンの下の端に沿っては小さなアイコンがあり、メール受信箱のメールを読み切っていないという警告が出ている。同時に、彼女の携帯が陽気にポロンと鳴って、今メッセージが届いたと知らせる。どれを処理すべきか？　リンダはどこに視線を向けるべきか、そして視野にある情報のうちどれを取り込み、処理し、理解し、それについて考えたらよいのか？　リンダはどこに注意を向けたらいいのか？

注意は情報の洪水が脳に届く情報の入り口ではたらく。何かに注意を向けることは情報を選択することだ。利用できるすべての情報のごく限られた部分に優先権を与えることでもある。注意はよく、光のビームやスポットライトにたとえられる。暗い部屋で探し物をするとき、懐中電灯で光を当てるのと同じだ。これで周囲の環境から必要とするものに注意を向けることができるし、周りの多くのものから必要なごく少量の情報を選ぶことができる。

さて、クロマニヨン人の脳が情報の洪水に直面したら何が起こるのかを想像しよう。まず、この問題に注意を払うとしよう。

■注意には異なる種類のはたらきがある

結局リンダは電子メールを読むことをやめて、デスクに山積みされた報告書の1つを読みはじめる。しばらくは沈黙が続き、報告書のかなりのページに苦もなく目を通してゆくが、ふと昨晩の夕食中に起こったことに注意が向いたため、報告書の中の読んだばかりの単語の意味がとれていないことに気づく。

いったん、思い浮かんだことに心が向くが、それに気づくと、リンダは再び報告書に集中する。しばらくして、彼女の後ろの方で誰かがコーヒーカップを床に落とした音が耳に入り、また気が散ってしまう。落とした音はリンダの注意を引くと同時に、オフィスの従業員全員の注意も引いてしまう。午前が過ぎてゆき、昼に近づくと、オフィス全体の活動が活気をおび、リンダは手に取った報告書は後で読もうと決める。

昼近くになり、オフィスに空席が目立つようになると、中断していた報告書に再び目を通す。コーヒーのカフェインのおかげで、45分の間集中して読むことができた。しかし、過度な単調さと昨夜の睡眠不足のせいで、疲労がどっと押し寄せ、報告書の束をデスクに投げ出してしまう。

明らかに、この日リンダが報告書を読みとおせなかったのには注意力が関係している。では、「注意の力」とは何を指しているのだろうか？　脳と注意の関係を研究している科学者は、注意には異なる種類があることを見出している。リンダが仕事をするのにかかわる注意には、少なくとも3種類ある。まず、**コントロールされた注意**で、これはリンダが報告書を読む場合に自分で意識してはたらかせる注意だ。ふと昨夜の夕食に思いが飛んでしまうようなときには、注意のコントロールが失われた状態にある。次は、**刺激に駆動された注意**で、その人が置かれている環境で予測しなかったことが生じた場合に、無意識に向けられる注意だ。コーヒーカップが床に落ちた音などがその一例だ。最後の注意は、**覚醒**であり、これは午後の遅い時間に出てくる疲労などの影響を受けるタイプの注意だ。

本書では、「コントロールされた注意」と「刺激に駆動された注意」を主に取り上げたい。というのもこの2つの注意は、ともに選択性と関係があるからだ。だが先に進む前に、ちょっと3つ目の注意、覚醒についても触れておきたい。覚醒は部屋の中のある場所とか、特定のオブジェ

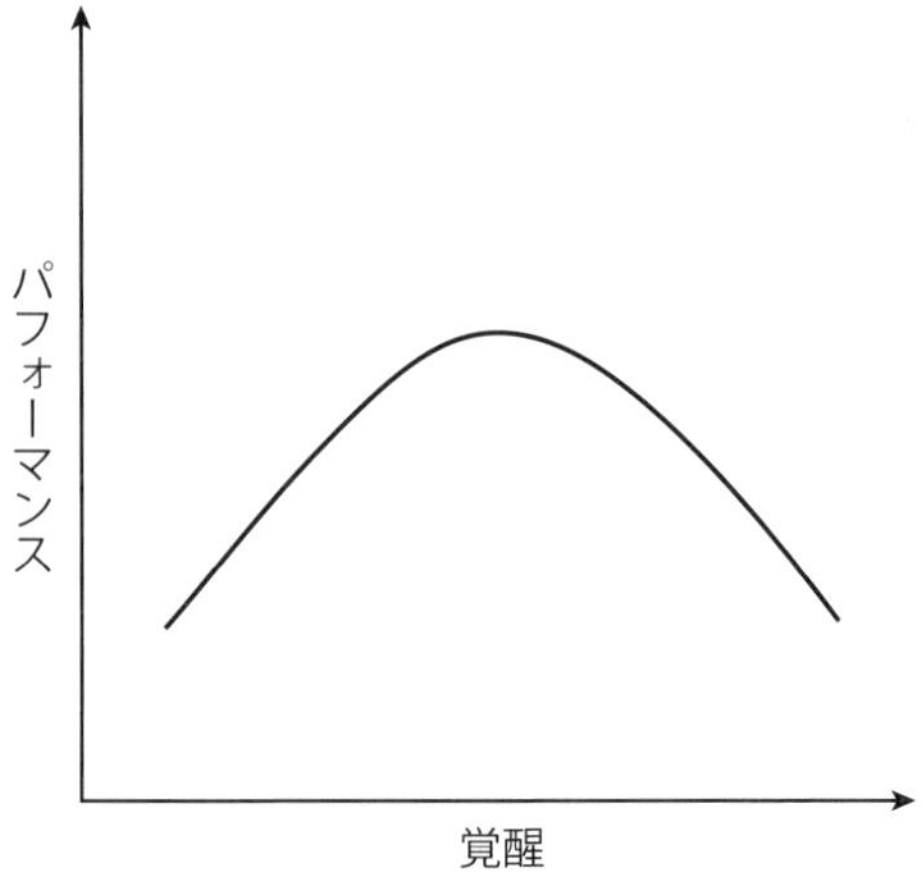

図 2-1　覚醒とパフォーマンスの関係

クトに選択的に注意が向けられるわけではない点で、他の2つの注意とタイプが異なる。つまり覚醒には選択性がないのである。覚醒水準は時々刻々と変化する。典型的な覚醒のパターンを描いてみると次のようになる。たとえば、レーダーを監視している兵士は、レーダーのスクリーンに表れる仮想敵を示す小さな光点を何時間も監視し続けるが、作業中に光点がほとんど出現しない場合、覚醒水準は徐々に下がる。この現象は、検出遂行の成績が落ち、反応時間が長くなることから測定できる。

　覚醒水準は、差し迫った状況になると一時的に上昇する。カフェインなどの物質も、覚醒水準を一時的に高める作用をもつので、たとえば夜遅くに飲む2杯のコーヒーはレーダー監視員の能率を上昇させることにつながる。とはいっても、10杯も飲むとなると、今度は能率を下げることになるだろう。レーダーの新たな光点を、すべて敵の航空機だと解釈してしまったりするかもしれない。すべて程度の問題だ。覚醒と遂行の関係は逆U字型のカーブで表すことができる。遂行はちょうど程よい覚醒水準で最大となり、覚醒水準が高すぎても低すぎても低下するのだ（図2-1）。ストレスが脳に及ぼす影響も、コーヒーの効果と似ている。中程度のストレスは効率を高めるが、ストレスが高すぎると逆に能率を下げてしまう。

■放心状態

何かに注意の焦点を向けなければ、その何かを思い出すことはできない。放心――注意散漫――という心の状態は、最もありがちな物忘れの原因だ。記憶の研究者ダニエル・シャクターが言ったように、物忘れは「記憶の7つの大罪」の1つである。ドラマチックな例に、ストラディバリウスを紛失した話がある。弦楽四重奏のコンサートがロサンジェルスで行われ、バイオリニストがたいへん高価な17世紀に制作されたストラディバリウス作のバイオリンで演奏した。コンサートの後、楽団は車で宿泊しているホテルに戻ろうとするところだった。演奏直後で疲れていた上に、翌朝の演奏評価の記事を気にしていたバイオリニストは、放心状態でつい、その貴重なバイオリンを車のルーフに置いたまま座席に座りこんでしまった。車は発車し、ホテルについたときバイオリンがないことに気づいた。この紛失後27年間はどうなったのか不明だったが、たまたま修理のため持ち込まれたときに、紛失していたものと同一物であることが確認された。

このケースは、記憶の中に情報を保持するという能力にとって、注意が、ときには不十分ではあっても、どれほど重要であるかを物語っている。メガネを外したとき、注意が他に向いていれば、後でメガネをどこに置いたか思い出すのは難しい。情報は、注意を通してのみ保持されるのだ。

注意を特定の場所や物体に向けると情報の内容を容易に把握できるし、それらの見かけ上のちょっとした変化であっても見逃さない。リンダが深夜に自宅に帰ったとき、戸口に誰かが潜んでいると感じたら、彼女は立ち止まって戸口に注意を集中するだろう。隣りの戸口に見える別の人物にも注意は向くが、注意を集中している戸口のわずかな変化にもすぐ気づくはずだ。リンダの注意は知覚的変化を検出する能力を鋭敏にするのみならず、暗がりから現れる危険な人影の検出に対する反応時間をも早めるのだ。

■ミリ秒単位で注意を測る

注意とは何かについて、おおよその感じはわかっていただけたと思う。しかし、科学者は正確さを求め、研究するとなったら何でも測定したがる。そのようなわけで注意も、実際に定量化ができるようになった。

オレゴン大学の心理学者マイケル・ポズナーは、よく工夫されていて簡単に実施できる一連の実験を開発した。この実験はパソコンで行えるうえ、それぞれ違った種類の注意を必要とする。その1つでは、観察者はパソコンの画面に小さな四角いターゲットが見えたらすぐにボタンを押すように求められる。ターゲットが呈示される前に警告信号は出ないので、これは「刺激駆動型の注意」が必要な課題である。もう1つは、ターゲットが提示される前に、三角形の警告刺激が出される。しかし、どこに出るかは分からない。警告刺激は観察者の覚醒水準を上げることになる。3番目のものは、「コントロールされた注意」を見るものだ。ターゲットが提示される数秒前に矢印が画面に提示され、すぐにターゲットが出るという警告に加えて、提示される位置も示す。観察者は注意をコントロールして、ターゲットが出てくると予想される画面位置に注意を向けることができる。

このようなテストで反応時間を計測することで、科学者は違った種類の注意について定量化を行ってきた。面白いことは、これらの注意はかなり相互に独立しているということである。このような注意の間の組織的な独立性が示しているのは、注意のタイプごとに問題が起こりうるし、それは必ずしも、他の種類の注意にそれほど影響しないということである。

注意のタイプの相違におけるこの現象が、オーストラリアで行われた実験で検討された。ADHDの症状をもつ子どもと、もたない子どもにソニーのプレイステーションで、2種類のゲームで遊ぶように求めた。最初のはポイント・ブランクと呼ばれるもので、いろいろなターゲットを狙い撃ちするゲームである。子どもたちは、できるだけ素早くボタンを押して反応する必要があり、その成功率はおおむね刺激駆動型の注意によって決まった。2番目のゲームは、クラッシュ・バンディクーと呼ばれるプラットフォーム型のゲームで、子どもたちは勇敢なバンディクー（有袋類ネズミの一種）を操縦して、あらかじめ決められたジャングルの道を、課題をこなし罠を避けながら、目的地に達しなければならない。ポイント・ブランクのゲームでは、反応すべきオブジェクトの画面上の動きに、単純に注意をしていればよかったが、バンディクーのゲームでは、それと違って注意のコントロールが要求される。実験の結果、ポイント・ブランクではADHDの症状をもつ子どもと、もたない子どものグループの間で差がなかったが、バンディクーのゲームではADHDの症状をもつ子どものグループで成績が悪く、バンディクーを罠に落として死なせてしまうことが多かった。

したがって、刺激駆動型注意とコントロールされた注意という2つの注意システムは、やはり別物のように考えられる。一般化して考えると、この事実は脳の中の異なる領域、あるいは異なる過程が、これらの注意を制御していると考えられる。それでは、注意の背後にある生物的なメカニズムは何であろうか？　注意のスポットライトは、われわれの脳の神経細胞によってどのように担われているのだろうか？

■脳のスポットライト

大きくて白い、診療室のような部屋の中に立っていると想像してみよう。壁際には使い捨て手袋、手術用テープや止血包帯などを入れた箱が並んでいる。いろいろな大きさの白や青のプラスチックのボールや保護用の格子のついた巨大なヘルメットのようなものもある。壁際に積み上げられたこれらのものには、1つ共通点がある。磁気の影響を受けにくい材料でできていることだ。部屋の中央には一辺が2メートルほどの長さの装置があり、そこには電磁コイルが入っている。電磁コイルは近くに鉄でできた小型酸素ボンベがあったらそれを弾丸のように跳ね飛ばしてしまえるほど強力な磁場を発生させる能力をもっている。このような強い磁場を作るには、液体ヘリウムでマイナス269℃にまで冷却した超伝導コイルを用いねばならない。この立方体の中央には円筒状の空洞が開いており、この中に水平移動用のベッドが組み込まれている。ベッド上に横たわった人の脳の活動をスキャンするため、頭部を強い磁場をもつ装置の中央に移動させるのだ。

この装置は磁気共鳴（MR）スキャナーであり、これによって脳内で注意がはたらく様子を観察することができる、精巧に作られた医療用装置だ。被験者は見ている画像のある部分から他の部分へ注意を移動させる、といった心理学課題をスキャナーに入って行うことを求められる。そのように注意をはたらかせている間の脳の活動を、磁気共鳴スキャナーは画像化してとらえるのだ。半時間も記録し続けると、脳のどの領域が活性化しているかを特定するのに十分な情報が記録される。

基本的に、この技術は脳内の血流を分析する。脳の特定の領域の神経細胞つまりニューロンが活動すると、その領域への酸素を豊富に含んだ血液の供給が増加することを利用している（訳注：ニューロンの活動を直接観察しているのではないことに注意）。1990年代に、科学者たちはヘモグロビン（鉄分を含む血液の成分）に酸素分子が結びついているか、いないかが磁場に影響を及ぼすことを発見した。磁気共鳴スキャナーはこの原理を用いて脳の活動を観察するのだ。スキャナーは脳にできた腫瘍や傷害部位の位置を特定するための医療画像を作るためにも利用される。一方、スキャナーが酸化ヘモグロビンの変化に敏感なことを利用すると、調べたいと思う脳の機能の観察にも使うことができる。この技術は現在、機能的磁気共鳴画像法（ｆＭＲＩ）と呼ばれ、広く使われている。

ウィスコンシン大学医学部のジュリー・ブレチンスキーとエドガー・ドヨーは実験で、ｆＭＲＩを注意の測定に用いた。この実験で被験者はスキャナーの内部に横たわり、スクリーン上に違う色で塗られたダートボードのような扇型セクターを呈示される。セクターの中央を凝視しながら、被験者はさまざまな異なる色をもつセクターからセクターへと注意を移動させるよう求められた。つまり、コントロールされたタイプの注意の実験である。脳の活動が眼球の運動によって影響を受けないよう、目が凝視しているところと注意しているところを分離できる上記の方法を用いたのである。これは簡単にやってみることができる。まず時計の文字盤の中央を凝視し、次に凝視したまま注意を数字に移動させるのだ。

結果を見る前に、感覚印象が脳でどのように処理されるかについてちょっと専門的な説明を加えておきたい。大脳皮質の機能を研究するため脳スキャナーを使う場合、科学者は一般に皮質の活動に関心をもつ。大脳皮質は灰白質という薄い層からなっており、これが大脳（と小脳）全体を覆っている。脳はそのひだが折りたたまれたり溝ができたりしているため、広げてみると皮質は頭蓋骨で制約された容積に比べて例外的に広い表面面積をもっている。視覚性の刺激が活性化する最初の皮質領域は後頭葉で、一次視覚野とも呼ばれる。情報は、後頭葉からもっと特化した視覚領域に送られる。われわれが見ている外界、たとえばダートボードの色の違うセクターなどはそれぞれ違った視覚皮質領域で解読され、外界の脳内表現マップといったものが作られる。

実験で、凝視して眼球が動かない状況で、注意のみを周辺セクターに移動するとき、一次視覚野の対応した領域に活性化が認められた。実際、結果は明瞭なので、被験者の脳の活性化部位を見るだけで、注意がどこに向いていたかがわかった。この研究は、生物学的な注意のメカニズムを考えるときにも、注意のスポットライトのアナロジーがピッタリ当てはまるということを示している。視覚領域が環境を示すマップであるなら、注意はこのマップの特定の場所を照らし出す光のビームになぞらえることができよう。特定の領域が注意によって照明されたとき、その領域のニューロンが活発に活動しており、情報がより受容されていることを示している。

他の感覚についても、類似の脳内マップがある。たとえば脳の体性感覚皮質は解剖学的なマップをもつ。脳活動と注意についての初期の研究の1つで、神経生理学者パー・ローランドは被験者に目を閉じさせたまま、髪の毛が人差し指に何回触れたかをカウントするよう教示し、その間の脳の活動を観察した。実際には、被験者への教示は嘘で、髪の毛が人差し指に触れることはなかった。にもかかわらず、被験者がその感覚を予期し、人差し指に注意を向けるという単純な事態が、脳の対応感覚領域の活性化を引き起こした。

■ニューロン間の競合

ある巧妙な実験で、注意による選択がどのように行われるかが、ニューロンの細胞レベルで示された。この実験では、まずサルに緑の円だけからなる刺激と、その隣りに赤い円のある刺激を見せ、脳の視覚領域の活動を記録した。研究者たちが発見したのは、緑の円だけを見せたときは、隣りに赤い円を同時に見せたときと比べて視覚皮質の活動量が低下したということだ。視覚皮質の2つの隣接領域のニューロンが相互に抑制的な効果を生み出したことによると考えられるのだが、面白いのはサルが赤い円を無視して緑の円に注意を集中したときだった。この場合は、緑の円が単独で呈示された場合と同様の活動が観察された。

この実験は、注意の最も基本的なメカニズムの1つを示している。つまり、他のニューロンとのかかわりで刺激されるべきニューロンの選択がなされるということだ。これは**バイアス付きの競合**と呼ばれる。1つの対象しかないとき——この実験の場合は緑の円だけの場合——、注意をはたらかせる必要はない。選択が強いられるのは、脳が競合する情報に遭遇したときなのだ。

これをリンダのオフィスの環境に当てはめてみよう。リンダが修道院の小部屋のようなオフィスをもっていると想像しよう。小部屋は質素で、彼女の机には1冊の本（聖書？）が置いてあるだけだ。注意を向けることもなければ、選択の必要もない。次に、机に書類が2つ置かれるや、彼女は選択を求められ、注意を向ける必要に迫られる。もっと書類が積まれれば、彼女が払う注意は増加の一途をたどるだろう。

面白いがちょっと説明しにくい注意の一面に、われわれの思考、アイデア、記憶や衝動は、それぞれ互いに、そして外界の刺激と、どのように注意を奪いあうのかという問題がある。頭に1つの考えしかなければ、注意をコントロールする選択圧力はなくなる。この圧力は衝動、記憶や思考が加わるにつれて増加する。面白いアイデアや魅力的なアイデアは、背後で誰かが床にコーヒーカップを落としたり、鳥が突然部屋に侵入してきたりなどして、外界のイベントが自動的に注意を引きつけるのと同様に、注意を引きつけるものだ。

■2つの並列的な注意システム

視覚皮質の活動が高まることが——照明が当たったマップのように——注意の最終的な効果であるなら、いったい、注意を引き起こす原因あるいは源は何なのだろうか？　照明のスポットライトはどこにあるのだろうか？　特定の対象に注意を向けるように指示し、それを見た瞬間の脳の活動を計測することができれば、注意のコントロールを実行する脳の領域を特定できるだろう。

いくつかの研究グループが、ポズナーのコントロールされた注意の実験にいろいろ改良を加えて、まさにこの実験を行ったところ、注意が2つの領域とかかわるということがわかった。1つは頭頂葉、もう1つは前頭葉の上部にあり、注意を向けると活動する。これは脳の「光のビーム」の源となりうる。この過程にかかわっている脳の他の領域にかかわりなくここで起こっていると思われるのは、この領域のニューロンが視覚領域の他のニューロンと連絡しながら、正確にマップ上の対応点を活性化しているということである。

一方、神経科学者は、刺激駆動型で活動する領域も同定している（たとえば、ターゲットが予告なしにコンピュータの画面に呈示される場合）。このタイプの注意とかかわる脳領域は、頭頂葉と側頭葉の間にあって、ちょうど前頭葉側に下がったところにある。図2-3に米国のワシントン大

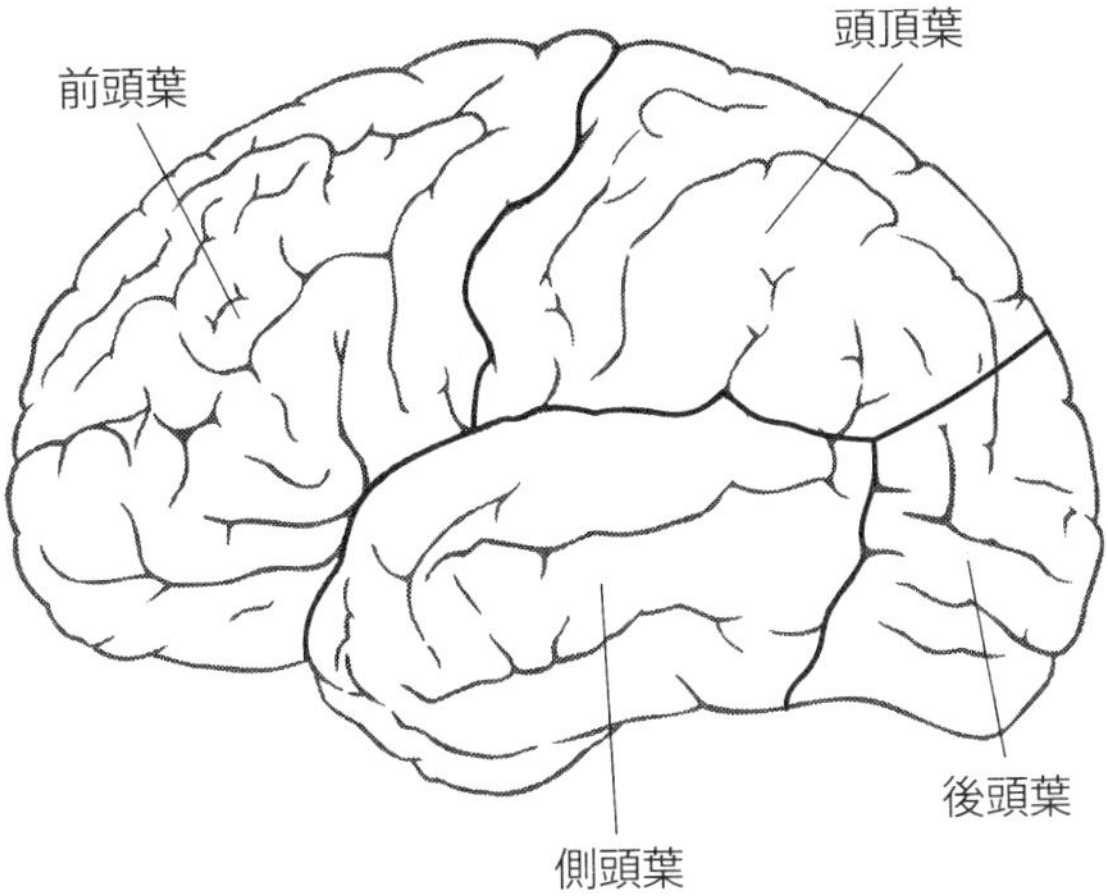

図 2-2　脳の領域

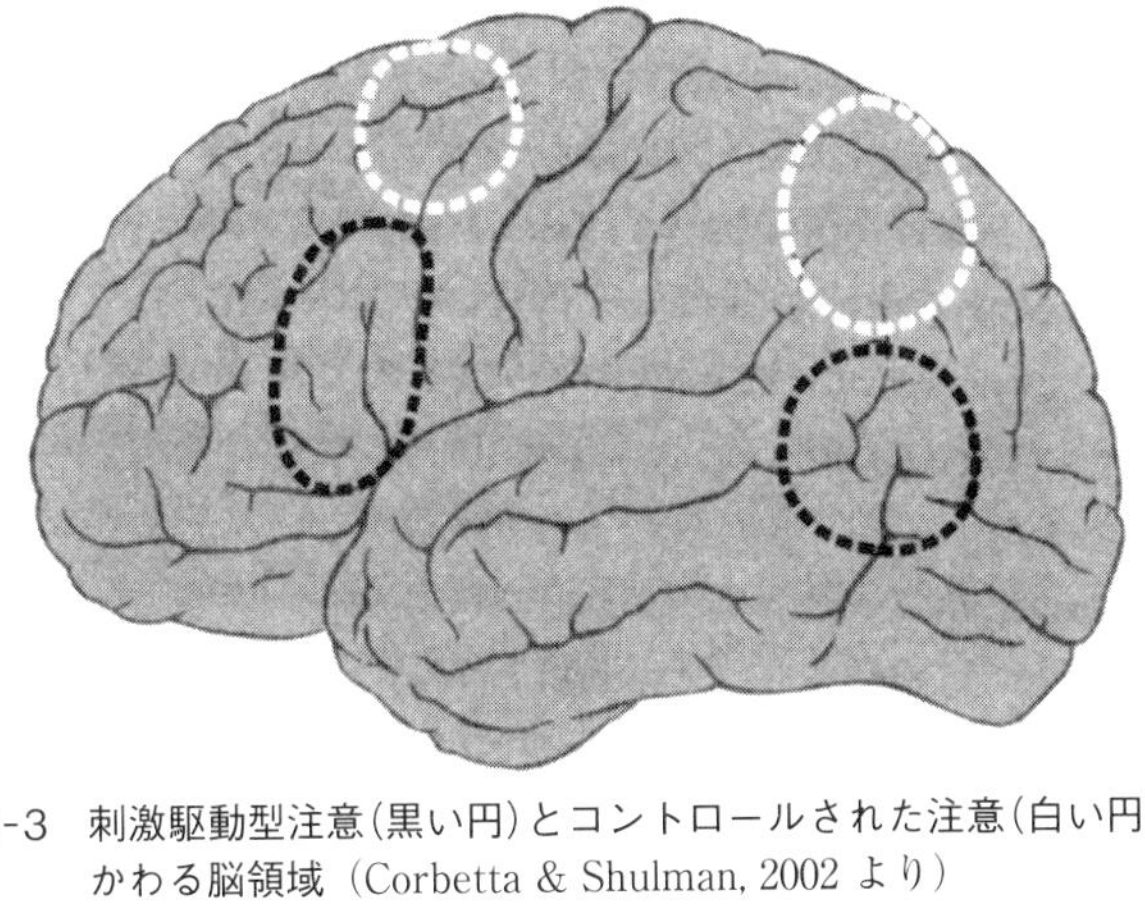

図 2-3　刺激駆動型注意（黒い円）とコントロールされた注意（白い円）にかかわる脳領域（Corbetta & Shulman, 2002 より）

学のモーリッツィオ・コルベッタとゴードン・シュールマンたちが報告したデータを示した。彼らは先行研究で明らかになった活性化パターンのデータをまとめている。図にはコントロール型注意と刺激駆動型注意ではたらくニューロン群の活動が、それぞれ白と黒の輪郭線で示されている。コントロール型注意用と刺激駆動型注意用の2つのシステムが並行して存在すると思われ、この2つのタイプの注意が相互に独立してはたらくという心理学実験の結果を確認している。

バイオリンを車のルーフに置き忘れた話のような放心状態は、誰もが多かれ少なかれ経験する注意のブレークダウンの1つのかたちである。一方、重篤な注意障害をもつ人々がおり、特に刺激駆動型注意のシステムとかかわっている。この症例は無視（neglect）と呼ばれ、頭頂葉近傍の脳のダメージによって生じる。右半球の頭頂葉領域は視野の左半分からの情報を処理し、一方左半球は両方の視野からの情報を処理している。したがって、左半球に障害を受けると、これに代わって右半球がバックアップのはたらきを担うことになる。一方、右半球の障害には相補的な補いを期待できないので、機能障害がより著しくなってしまう。この種の障害をもつ人々は、彼らの視野の半分を「無視」してしまうようになる。この症状をもつ人に時計を描かせると、文字盤の半分しか描くことができない（訳注：右半球に障害を受けた場合は文字盤の左半分が描けないという症状が認められる）。

頭頂葉の切除手術を受けた女性に、目を閉じてイタリアの故郷の街の広場を描くように求めた研究がある。彼女が教会を前に見て、その広場の一角に立っていると想像してもらい、周りの建物群を描いてもらったのだ。障害のせいで彼女が描くことができたのは視野の右半分の建物のみだった。次に、教会に向かって歩いていって、向きを変えて今度は教会の前から反対側に向かって広場を見たときの光景を想像するよう求めた。これを行わせると、彼女はさっきと反対側の建物群を描くことができた。

脳が情報を受け取る能力に一定の制限があることは、このように注意のメカニズムとかかわっている。しかし、もっと複雑な心の活動についての制約を考えてみたいなら、どのように注意がコントロールされるのか、そして取り込んだ情報がどのように保持されるのかということをみる必要がある。さて、どのようになされるのだろうか?

3 心の作業台

周囲の状況が変わると、なかば自動的にその変化に注意が向く。しかしコントロールされた注意については、どこに注意を向けるかについて、何らかの指示が必要だ。群衆の中から特定の顔を探すなど、あらかじめ決めたターゲットに注意を向けようと思ったなら、特定の顔を探すためにその顔を記憶せねばならない。注意を集中すべきものが何かを、どう記憶したらよいのだろうか？

■ワーキングメモリ

その1つの答えは、**ワーキングメモリ**（working memory）である。ワーキングメモリは普通数秒といわれる限られた時間の中で情報を保持する能力を指している。これは比較的単純な機能のように思えるが、注意をコントロールすることから論理的に問題を解いたりすることまで、厖大な記憶課題にとって基本的な機能であり、必要不可欠だ。ワーキングメモリはこれから本書全体を通してたびたび現れるが、本章ではもっぱら、ワーキングメモリの概念を説明し、それが他の心の機能とどうかかわるのかについて考えよう。

さて、再びリンダの騒々しいオフィスに戻ろう。彼女が散らかった机の引き出しにあるスタンプを探すのに忙しくしているとき、自分が何を探しているのかをワーキングメモリ中に保持しておく必要がある。机の上に散らかっている無数のものが彼女の注意を奪いあう。彼女の視覚領のニューロンは、互いに活性化されるべく競合しており、彼女は何を探しているのかを意識して、注意をうまくコントロールせねばならない。あまりの混乱に注意がそれてしまうと、つい引き出しを閉めてしまい、別の探し物に注意が向くかもしれない。そして2秒後には、どうして引き出しを閉めたんだっけ、とか、スタンプはどこにあるのかと自問するのだ。スタンプを探すという自身への指示が、彼女のワーキングメモリから消えてしまったのだ。

電話番号案内で相手の電話番号を聞いたとき、鉛筆でメモ帳に書きとめるまで番号を一時的にワーキングメモリに憶えておく必要がある。この場合は、ワーキングメモリに保持しておくのは番号の情報であり、書きとめるまで頭の中で繰り返しリハーサルして保持しておく必要がある。チェスでは、ワーキングメモリに盤面の視覚情報を保持せねばならない。「私のナイトをそこに動かすと、相手は自分のビショップでナイトを取るだろう。だけど、その後で私は自分のクイーンでそのビショップを取れる」などは、頭の中で視覚的にシミュレーションをしているのであり、シミュレートされた結果を憶えておくのにワーキングメモリが必要だ。

「ワーキングメモリ」という言葉は、1960年代にカール・プリブラムという神経科学者がすでに使っているが、心理学者であるアラン・バッドレーが1970年代初期にその一般的な意味を定義した。バッドレーはワーキングメモリに3つのコンポーネント（構成要素）を想定した。1つは視覚情報を保持するための**視空間的スケッチパッド**（visuospatial sketch pad）と呼ばれる。2つ目は言語情報を保持するための**音韻ループ**（phonological loop）であり、3つ目は視覚空間的スケッチパッドと音韻ループを調整する中枢的コンポーネントで、**中央実行系**（central executive）と呼ばれる。その後、バッドレーはまた別のワーキングメモリの保持機能をもつ**エピソード・バッファー**（episodic buffer）をコンポーネントに加えたが、これはワーキングメモリにエピソード記憶を保持する役割をもつ。しかし、このバッファーは他のコンポーネントと比べると、その性格が必ずしも明確ではない。チェスの駒の移動を想起するとき、使っているのは視空間的スケッチパッドであり、電話番号を想起するとき役に立つのは音韻ループによるリハーサルだ。このどちらの場合も注意による調整が必要で、この調整を行っているのが中央実行系だ。

心理学者が言語性ワーキングメモリを測定しようとする場合、まず一連の数字を復唱するように求める。視空間的ワーキングメモリを見ようとするのなら、「ブロック復唱」と呼ばれる検査を行い、実験者が順次指示した積木状のブロックの空間的位置を順次想起せねばならない。最初は2ブロック、合格すれば新たに3ブロック、そしてさらに数ブロックと進むことになる。7ブロックくらいまで進むと間違いが出はじめる。そこで、試行系列の正解率が50%のレベルに達すると（およそ2回に1回が間違いになる）、ワーキングメモリ容量の限界に達したとされる。つまりこれが、ワーキングメモリに保持することができる情報量を表すのだ。

ワーキングメモリの1つの特性が、まさにこの制約性だ。冒頭で述べた道順の方向指示の例がそれだ。「2ブロック（ここでは街区の意味）真っすぐに進み、左に1ブロック進め」と言われたら、それは容易に想起できるが、指示がワーキングメモリ容量を超えるくらい複雑になると、どのように行ったらいいのかわからなくなる。

■長期記憶

ワーキングメモリの容量が制約されているという特徴は、長期記憶の能力と異なる。長期記憶では、昨夜の夕食に何を食べたかのような、イベントの記憶がかかわる。また、言葉の意味とか、たとえばモロッコの首都の名前など、すでに学び終えて安定した記憶になっている事実を想起することもできる。イベントの記憶は**エピソード記憶**（episodic memory）と呼ばれ、事実の記憶は

意味記憶（semantic memory）と呼ばれる。長期記憶に保持できる情報量は、実際上制約がない。また、長期記憶の情報は、注意を向ける時間にかかわらず、意のままに検索することができる。これがワーキングメモリのはたらきとは違う点で、ワーキングメモリに貯えられているときには、常に注意の監視下にある。

記憶は一連の生化学的な細胞の処理過程を通して長期的な記憶へと符号化される。側頭葉の奥にある海馬のように、記憶の初期のステージで重要な役割を果たす脳の領域は、後続のステージではそれほど重要ではない。このことを劇的に示すのが、うつの治療として使われる電気ショック療法の効果だ。電気ショックの後、まだ安定していない初期の段階の符号化フェーズの長期記憶が阻害される結果、患者は数日前あるいは一週間前に経験したことを想起できなくなるが、一年前のことはしっかりと長期記憶の中で憶えているのである。

さて、長期記憶とワーキングメモリの違いを日常生活の例で見てみよう。ミルクのボトルを買うためスーパーの駐車場に車を置いたとしよう。駐車場が車を置く場所だと憶えるのは長期記憶だ。駐車場所は、スーパーの中を歩きまわっている間中視覚化していなければならないものではなく、後で検索するために符号化された情報だ。一方、ワーキングメモリは、通路の中で欲しいものがいろいろあって迷っても、買いにきたのがミルクのボトルであることを憶えておくために使われる。

ワーキングメモリは数秒の間、情報をアクティブに保つときに使われ、一方長期記憶は何年に

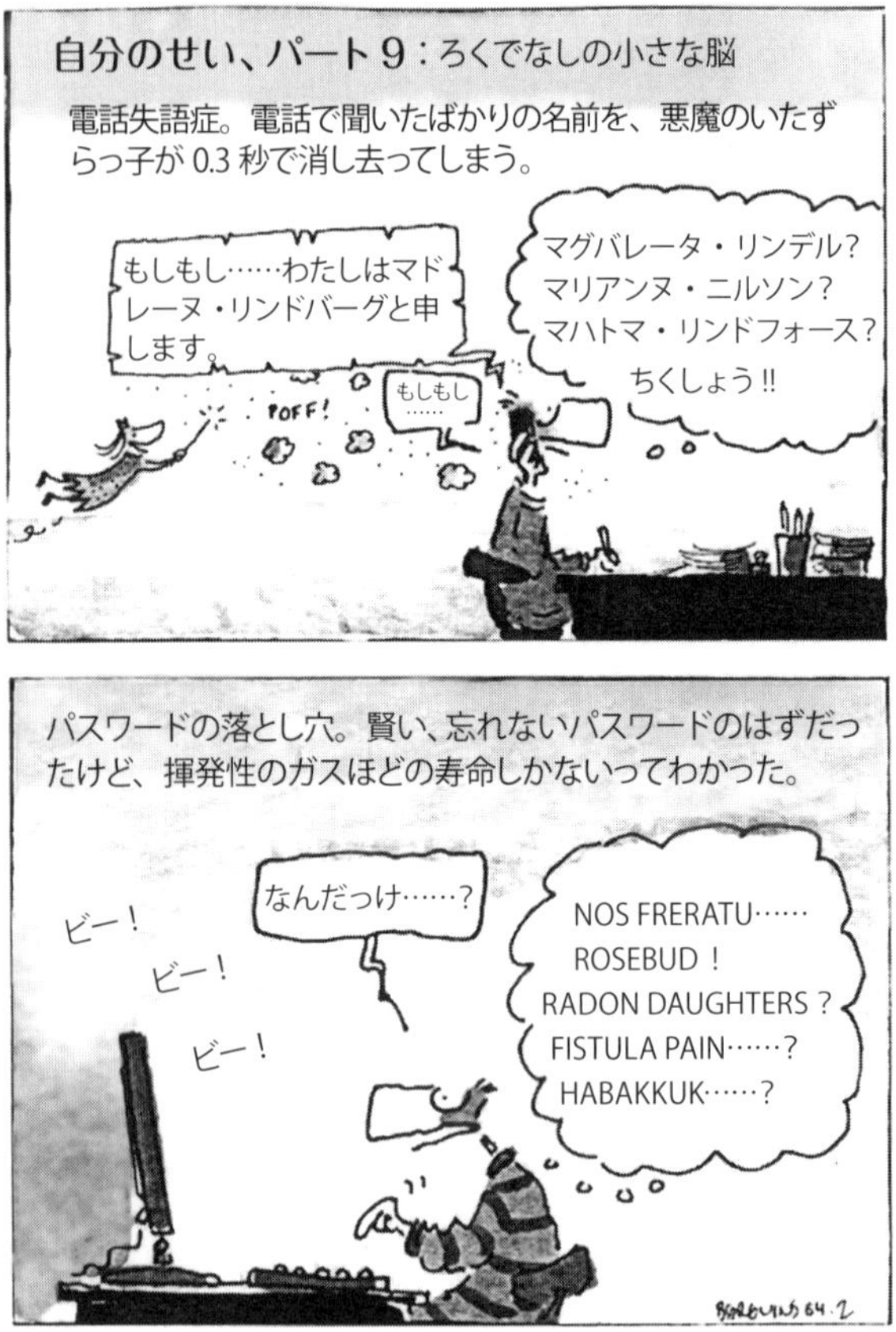

自分のせい、パート９：ろくでなしの小さな脳
電話失語症。電話で聞いたばかりの名前を、悪魔のいたずらっ子が 0.3 秒で消し去ってしまう。

もしもし……わたしはマドレーヌ・リンドバーグと申します。

POFF!

もしもし……

マグバレータ・リンデル？

マリアンヌ・ニルソン？

マハトマ・リンドフォース？

ちくしょう !!

パスワードの落とし穴。賢い、忘れないパスワードのはずだったけど、揮発性のガスほどの寿命しかないってわかった。

ビー！

ビー！

ビー！

なんだっけ……？

NOS FRERATU……

ROSEBUD！

RADON DAUGHTERS？

FISTULA PAIN……？

HABAKKUK……？

図 3-1 と 3-2　漫画家バーグリンが描くワーキングメモリと長期記憶の違い

ワーキングメモリ（電話失語症）と長期記憶（パスワード忘却）は違う（© Jan Berglin）

もわたって憶えておくためのものである。しかし、ワーキングメモリと長期記憶との違いは、脳が情報をどのように憶えておくのかの違いであり、それは必ずしも想起するものを見たのがどれくらい前のことであるかの時間的長さではない。ある晩、私の男友だちがバーですてきな若い女性に出会った。別れ際、彼女は友人に電話番号を教えた。彼はあいにく筆記用具をもっていなかった。だからといって長期記憶に頼ることもできない。そこで、彼は家に帰る途中、頭の中で無言で番号を繰り返しリハーサルしながら、ワーキングメモリに保持し続けるという方法を用いた。他の車のナンバープレート、バスの番号など、まぎらわしい数字に記憶を邪魔されないように注意して帰宅した。20分後、家にたどり着き、ついに紙片に彼女の電話番号を書きとめた。幸いにも彼らは結婚し、２人の子どもをもうけて幸せな生活を送っている。

■注意をコントロールする

１９７０年代、神経生理学者は霊長類、特にマカクザルを使ってワーキングメモリの研究を始めた。サルの体重はおよそ10キロで、脳はたかだか5センチ程度の大きさにすぎない。マカクザルはチンパンジーと比べても知的とはいえないが、ワーキングメモリに情報を保持することができる。その容量は、ちょうど1歳の乳児と等しい程度と考えられている。

したがって、サルに課す課題はきわめて単純である必要がある。初期に行われた課題では、サルが注視しているなかで、2つのカップのうちの1つのカップの下にピーナッツを隠し、その後、カーテンでカップを2つとも隠す。そして、しばらくしてカーテンを開き、カップを選択させる。ピーナッツが隠されたカップの場所をワーキングメモリに保持していれば、正しいカップを選ぶはずだ。サルがピーナッツが入れられたカップに体を向けたままでいるとか、隠された場所を凝視しているとか、あるいはその他の策略で問題を解いている可能性は否定できない。そこで、目を向けているなどの眼球運動の影響を排除するため、研究者は**眼球運動遅延反応法**と呼ばれる方法を考えた。簡単に「ドット課題」と、ここでは呼んでおこう。

ドット課題では、まず前方に呈示された十字マークを凝視するようにサルを訓練する。じっと見つめていると1つのドットが画面の周辺に瞬間的に提示される。数秒後、十字は消え、そこでサルはドットの出た位置に凝視位置を移動させるが、それまでの間、サルはワーキングメモリの中にそのドットの位置を保持しておく必要がある。

ドットが出た位置を憶え、凝視をそこに移動させる行為は、私たちが日常生活でワーキングメモリを利用している感じとは違う。ドット課題は非日常的な課題であり、サルが課題をマスターするには何週間もかかる。とはいっても、この課題はワーキングメモリのエッセンスを取り出すために巧妙に工夫されている。現在見ているものによってではなく、記憶に保持された情報に基づいて反応がなされるという点が重要だ。脳の中でどのように情報がワーキングメモリによって

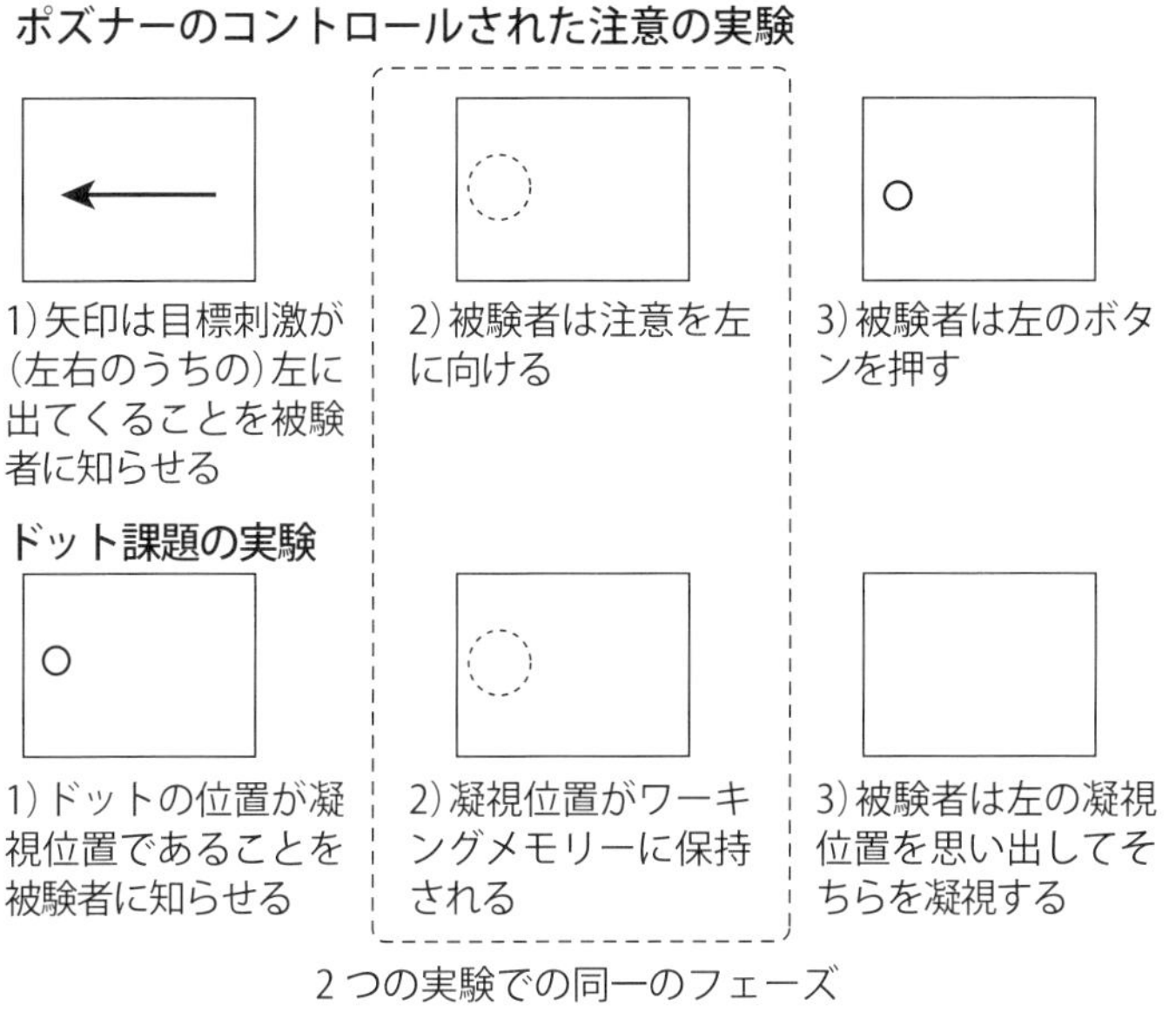
ポズナーのコントロールされた注意の実験
1）矢印は目標刺激が（左右のうちの）左に出てくることを被験者に知らせる
2）被験者は注意を左に向ける
3）被験者は左のボタンを押す
ドット課題の実験
1）ドットの位置が凝視位置であることを被験者に知らせる
2）凝視位置がワーキングメモリーに保持される
3）被験者は左の凝視位置を思い出してそちらを凝視する
2つの実験での同一のフェーズ

図3-3　コントロールされた注意の実験とワーキングメモリ課題（ドット実験）の手続きの類似性

符号化されるのかについての知見の多くが、このドット課題とそのバリエーション課題を使った、数十年に及ぶ実験によって得られた。

ドット課題で行っていることを注意してみれば、これはポズナーの注意の実験課題ときわめて似ていることがわかる（図3-3参照）。ポズナーの実験の1つでは、ターゲット（目標刺激）が表れる方向を予期させる矢印が呈示されたが、この場合、観察者は矢印が示す方向に注意を向け続けねばならない。この課題でも、位置の情報をワーキングメモリに保持する必要があるが、これはサルがドット位置を憶える必要があるのと同じだ。つまり、ドット課題は、注意のコントロールとワーキングメモリの間の重なりを、最も単純なかたちで示しているのだ。ワーキングメモリは注意をコントロールするのに必須だ。われわれは、注意を集中すべきものが何かということを憶えている必要がある。

神経生理学者のロバート・デジモンは、このつながりを明確に示した最初の研究者の1人だ。彼は注意課題の記憶コンポーネントを**注意のテンプレート**と呼んだ。テンプレートの役割は、群衆の中から知人の顔を探索するとき、目的の顔をワーキングメモリに保持しておく、といったことだ。ここでワーキングメモリと注意が重なるのは、「コントロールされた注意」という点だけであることに注意する必要がある。刺激駆動型注意にワーキングメモリは必要ない。

■問題の解決

ワーキングメモリがとりわけ面白いのは、教示、電話番号や位置を保持するだけでなく、問題解決の能力においても重要な役割を果たしているからだ。これを納得してもらうため、次の課題をやってみよう。次の文の質問を一度だけ読んで、本を閉じ、答えてほしい。

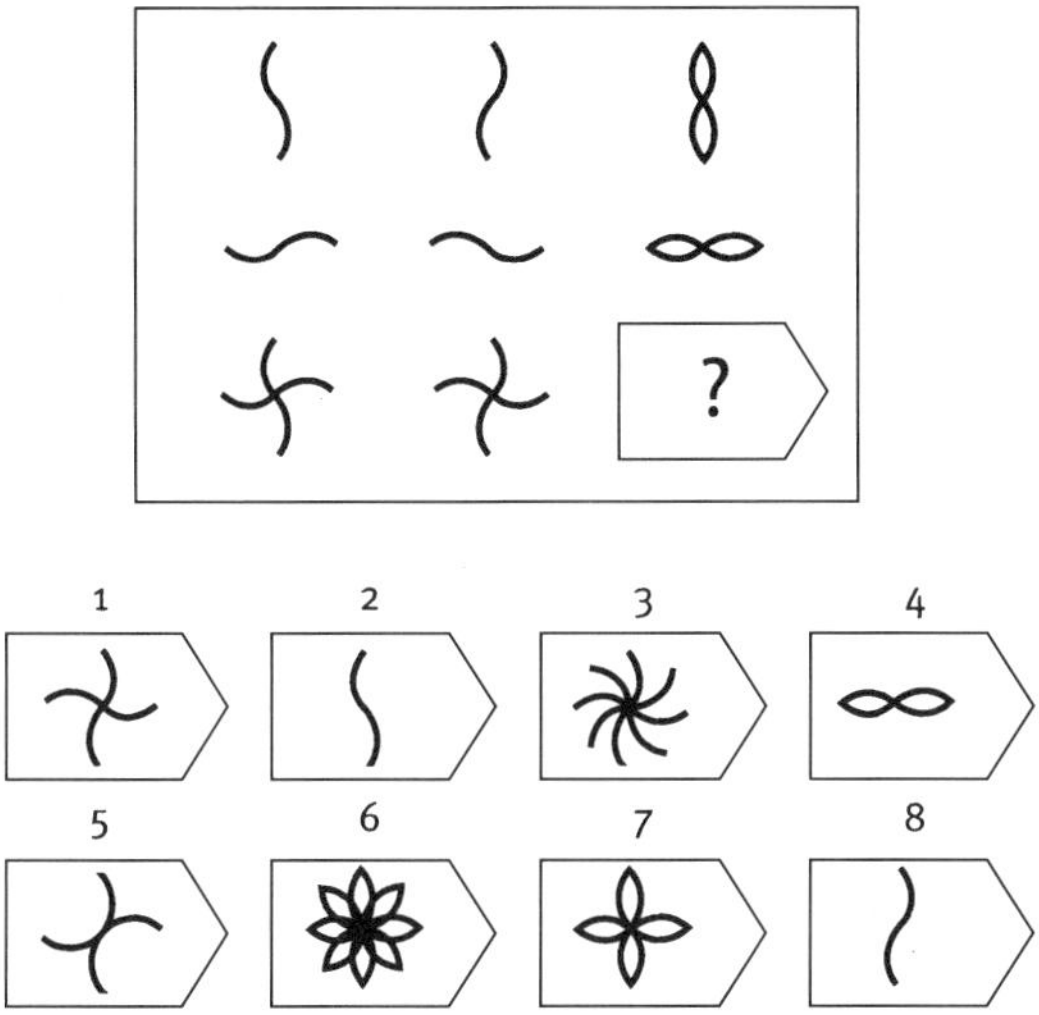

図 3-4　レーヴン・マトリックス課題の例

93－7＋3は？

皆さんはどのようにしただろうか？　まず、答えるまでに行った心的な操作を確認してみよう。たいていの人は、93から7を引き、86を計算し、それを保持しながら、86に3を加えるだろう。正解に行き着くまで、問題と中途の暗算結果の両方を憶えておくことができなければ、この心的な操作はできない。このように、ワーキングメモリは多様な心的課題を遂行する作業台（ワークベンチ）として使われる。

同じように、ワーキングメモリはたとえば「雨が降れば芝生はぬれる。芝生がぬれているなら雨が降ったばかりだと推測できる」などのように、論理的な推論を支えるためにも使われる。暗算と同様に、このような3段論法では、ワーキングメモリに保持された情報を操作することが求められる。以上の事情を考慮して、アラン・バッドレーはワーキングメモリをこのように定義している。「ワーキングメモリは言語理解、学習や推論などの複雑な認知的課題に必要とされる情報の一時的な操作と保持を行う脳のシステムである。」

図3-4は、一般的な知的能力を評価するのに心理学者がよく用いる問題解決課題の一例である。この課題は何十年も使われてきて、多くの修正版が出ているが「レーヴン・マトリックス課題」の名前で呼ばれている。この課題は図のように3×3のシンボルのマトリックスからなり、右下に答えを入れるべきスペースが空いている。この課題を行う人はまず、シンボルが行から行、列から列へどのように変わるか、そのルールを見つけ出す必要がある。そしてルールがわかったら答えを考えて、下にある解答例からその図版を選択する（この場合、答えは7番）。

私たちがこのような問題を解く場合、ワーキングメモリにどのくらいの量の情報が保持できる能力があるかが、非常に重要なことがわかっている。実際、これについて最もよく引用される論文は「推論能力とはワーキングメモリ能力に他ならない?!」という題をもつドイツの心理学者ハインツ＝マーティン・スースの論文だ。彼は実験の結果を次のように要約している。「ワーキングメモリ能力は現在のところ、人間の認知の理論と研究から引き出された、知性の最も適切なプレディクター（予測者）であろう」。

アトランタにあるジョージア工科大学の心理学者、ランダール・エングルも問題解決能力とワーキングメモリ能力の間には高い相関があることを示した。専門的にいえば、gF（一般流動性知性（general fluid intelligence）：すでにフリン効果の章で見た）と高い相関をもつ。ワーキングメモリ能力とgFの相関は、用いるテストによって多少の差はあるものの、これらのレビュー論文によると相関係数は0・6と0・8の間にある（0と1はそれぞれ相関が完全にない場合と、完全にある場合を示す）。これで、なぜある人々が（レーヴン・マトリックス課題のような）問題解決に良い成績を示し、別の人々がそうでないのかを説明できる。その相違、あるいは変動のおよそ半分はワーキングメモリ能力の個人差に帰することができるということを意味している。

■ワーキングメモリと短期記憶

よくある質問に、短期記憶とワーキングメモリはどこが違うのかというのがある。答えは必ずしも明確ではなく、この問題については学界でも論議が進行中だ。しかし、今聞いた単語のリストを繰り返して再生するような単純な能力はgFと低い相関しかもたないが、言語性ワーキングメモリを使う二重課題のような複雑な心的操作を伴う記憶課題はgFと高い相関をもつことが注目されている。そこでの記憶課題には2つのクラスがあり、それらを多くの心理学者は**短期記憶**と**ワーキングメモリ**と呼んでいる。この二分法にしたがえば、短期記憶は単に情報の保持と繰り返しを含むにすぎず、複雑な心的能力やgFと低い相関しかもたない。一方、ワーキングメモリは注意の転換、同時的遂行の必要など、追加的な操作を要する短期記憶を示し、gFとも高い相関をもっている。

この記憶のモデルがもつ問題点は、どの課題がいずれに分類されるのかのコンセンサスが乏しいことだ。ある研究者は、数字の逆唱などを短期記憶課題と呼んでいるし、別の研究者はこれをワーキングメモリ課題と呼んでいる。また、高い情報負荷をもつ短期記憶課題の成績は、複雑なワーキングメモリ課題と同様にgFと高い相関をもつことも最近明らかになってきた。さらには、言語性ワーキングメモリ課題に当てはめることができる区別が、視空間性ワーキングメモリ課題にそのまま当てはまるわけでもないこともわかってきた。たとえば、情報の保持と繰り返しのみを要するだけで、操作を伴わないある種の視空間課題でも、複雑な言語性ワーキングメモリ課題と同様にgFとの高い相関を示すことがある。「ワーキングメモリは情報の保持と操作（処理）を要する」という定義は、ここでは必ずしも当てはまらないようだ。後の章で紹介するように、脳の活動から見ても、少なくとも視空間的領域においては、「短期記憶課題」と「ワーキングメモリ課題」を明確に区別することは難しいようである。活動の強さは違っていても、両課題でしばしば同じ脳領域が活性化され、その違いは質ではなく、量の問題だともいえるのだ。

異なるワーキングメモリ課題下での脳活動のデータに基づいて、この用語が再検討されることが期待される。この点については後で述べる。現時点では、課題による違いはあるとしても、

「ワーキングメモリ」という術語は、本書にとって重要であるということを確認するにとどめよう。したがって私たちの当面の主な関心事は、複雑な言語性ワーキングメモリ課題と同様にgFと高い相関をもつ、視空間性ワーキングメモリとなる。

ワーキングメモリが問題解決の能力にとって重要であるのには、いくつかの理由がある。レーヴン・マトリックス課題を解くには、暗算同様に教示の内容を保持しながら、ワーキングメモリの中で視覚情報を保持し操作しなければならない。問題を論理にしたがって解くには、ある種のシンボル的な表象をもつことが必要と思われ、それは視空間的性質をもつ。一方、注意のコントロールも必要である。エングルが言うように、とりわけ重要なのは、ワーキングメモリと注意のコントロールの重なりである。集中していなければいけないのは何かを、憶えていなければならない。

4 ワーキングメモリのモデル

3章では、さまざまな心的課題の遂行には、情報を保持する能力が重要であることを見てきた。ワーキングメモリは注意をコントロールし、教示を憶え、なすべき事柄を心に保持し、複雑な問題を解くために用いられる。とはいっても、ワーキングメモリには容量に制約があるため、それがボトルネックとなって情報を処理し推論する能力が制限される。もし、石器時代の脳が現代の情報の洪水に遭遇したら、どのような問題が起こるかを考えてみると、その1つがワーキングメモリの制約であろう。そこで、どのように情報が保持され、この制約が脳のどのような領域で生じているのかを詳しく見てゆこう。

脳の活動とワーキングメモリについての最も重要な理解のいくつかは、イェール大学の神経科学者パトリシア・ゴールドマン＝ラキック（ドット課題を工夫した研究者の1人でもある）の貢献によるものだ。彼女が霊長類の脳の異なる領域におけるニューロンの活動を記録したのは、ワーキングメモリの活動の諸相とかかわる脳の活動を見つけるためであった。これはきわめて困難な探求だった。というのも観察している多くの細胞は、課題と何らかかかわりがない場合が多いからだ。この種の実験では、細胞活動を検出するセンサーをアンプとスピーカーにつなぎ、ニューロンが生み出す電気活動を観察する。それはまるで、カチカチ、パチパチといった音の、混乱したシンフォニーのようだ。もちろん、シンフォニーが混乱しているといっているのではない。理解するにはあまりに複雑ということだ。

しかし、この混乱から、ゴールドマン゠ラキックは一定のパターンを引き出すことができた。最も興味深いのは、情報がワーキングメモリに保持されている間だけ活動する細胞群だ。このタイプの細胞はサルが保持すべきドットを見ているときに活動し、ドットが消えても活動を持続し続け、記憶したスポットに視線を移動させるまで妨害されることなく信号を出し続けた。この種の活動は、**遅延期間の活動**と名づけられたが、これが妨害されると、もはや情報を保持していることができなくなる。この種の持続的な神経活動を示す神経細胞が、前頭葉にも、また頭頂葉にもあることが発見された。

ゴールドマン゠ラキックや、ロサンジェルスにあるカリフォルニア大学のヨアキン・フスターたちが発展させた理論によると、情報がワーキングメモリに保持されるのは、それを保持する一群のニューロンが持続的に活動しているためである。これは、情報が長期記憶に符号化される原理とは異なる。というのも、長期記憶では、ニューロン間の結合が恒久的に強化されるのである。

この過程は長期間を要し、とりわけ新しいタンパク質の生成を要する。一方、ワーキングメモリにおける情報の符号化は、当面の生きた情報を直接保持するもっとダイナミックな過程なのだ。電気活動のパターンはミリ秒の短い時間で生じる。しかし、この過程はデリケートでもあって、ネットワークが障害を受け持続的な活動が終わってしまうと、記憶は失われてしまう。

さてここで、いったいどのくらいの異なる種類の記憶を定義できるのかという疑問に立ち戻ってみたい。脳で起こっていることと対応させて心の機能を分け、その用語集を作りたいと思った場合、ワーキングメモリはニューロンの持続的な活動に基づいて、短期間の間、情報をアクティブに保持する能力と定義できるだろう。

ミルクのボトルを買うためスーパーに車を駐車した例に戻ってみたい。車の場所は長期記憶に保持される（訳注：広大な駐車場で駐車場所が行くたびに変わるような場合は、その駐車位置をワーキングメモリに保持しておく必要がある）。前頭葉のどのニューロンも車の駐車場所を符号化する必要はないし、スーパーの棚を探しているときにこの情報がずっとアクティブに保たれているわけでもない。しかし、探しているミルクという情報はワーキングメモリに保持されている。この情報は、言ってみれば「オンライン」で、前頭葉の一群のニューロンが邪魔されることなく持続的に活動していることと対応して、意識の中にある。

ニューロンが遅延期間中どのようにして活動を持続させるのかが、やはりミステリーとして残る。1つの仮説は再帰的ループの存在で、ニューロンのネットワークが相互に刺激しあうことで持続性のある活動が生まれると考えるのだ。このメカニズムについては、近年コンピュータ・シミュレーションの助けによって少しわかってきた。シミュレーションでは個々のニューロンがどのように活性化されるかを計算機モデルで評価する。仮想の神経細胞が作られ、ネットワークで結ばれ、活動が維持される条件を調べるのだ。その結果、刺激による興奮と抑制との間にデリケートなバランスが必要であることが判明した。神経活動に抑制がききすぎると情報は死んでしまい、一方抑制が弱すぎると今度は神経活動が暴走し、一種のテンカンのような症状が生じる。

■頭頂葉の情報処理

人間のワーキングメモリがどのようにはたらくのかについては、1990年代に研究が進んだ。ポジトロン放射トモグラフィー（PET）の装置でワーキングメモリ課題を行っている人の頭部の脳血流を測定することができるようになったからだ。どのように前頭葉がはたらくのかが、霊長類の前頭葉機能や、さらに人の前頭葉切除手術などの例とのかかわりのなかで明らかにされてきた。とくに、PETスキャナーは詳しい情報をもたらしてくれる。視覚情報や言語情報の保持のときに活動する領域の違いさえ示してくれるのだ。

PETスキャナーの時間分解能は1分程度と長い。1990年代の中頃になると機能的磁気共

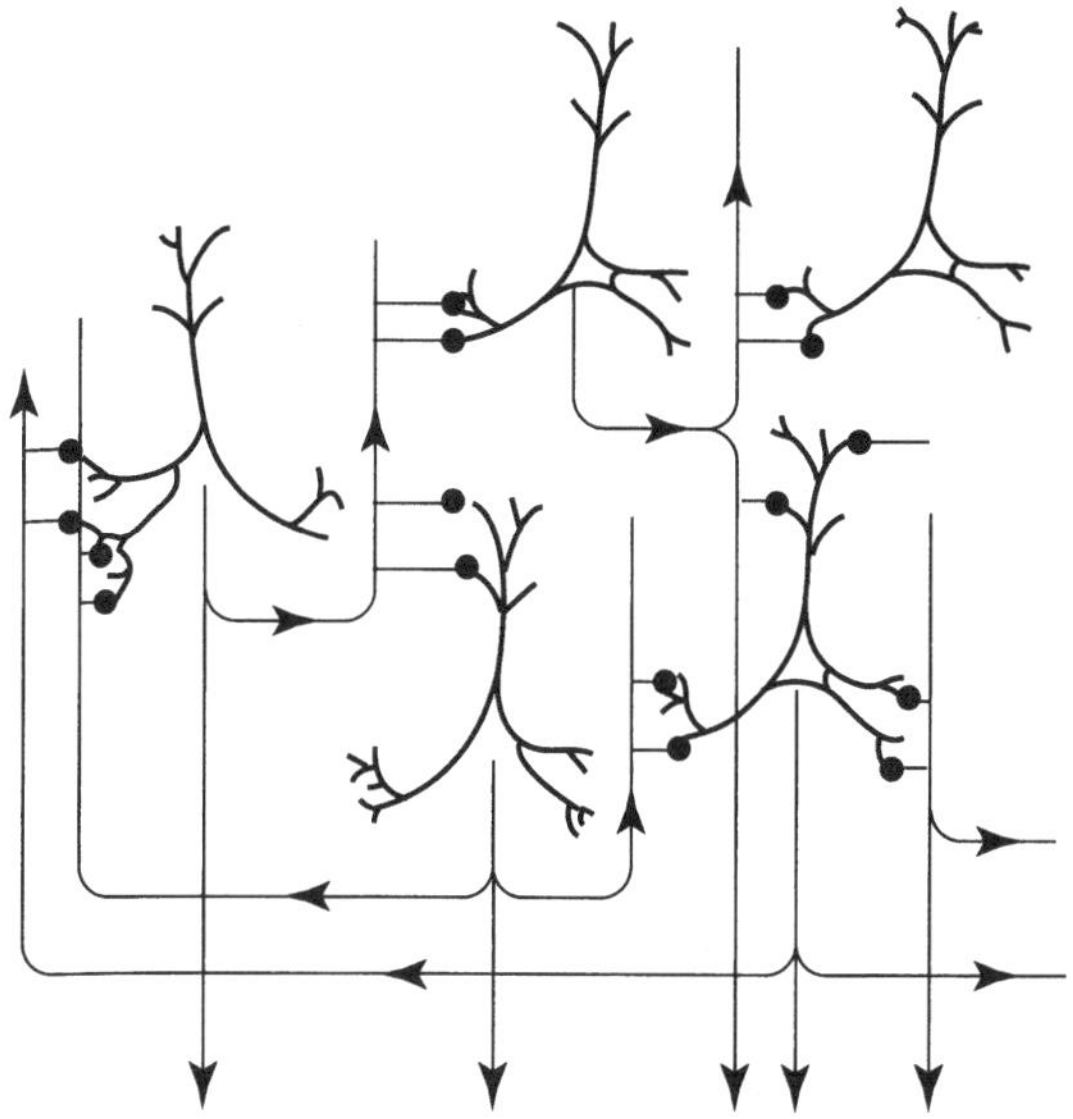

図 4-1　ニューロンのコンピュータ・モデル

神経活動、つまりは情報がニューロンの諸ネットワークの共活性化によって保持されることを説明するために、コンピュータ・モデルが用いられる。

鳴画像法（fMRI）が使えるようになり、およそ1秒程度の時間分解能で脳の活動のスナップショット画像を撮れるようになった。このように時間解像度が高くなったおかげで、1つの刺激を呈示したときの明確に異なる2つの活動を区別できるようになった。すなわち、情報がワーキングメモリにとどめておかれる遅延時間と、反応時間におけるる活動である。人間を被験者としたいくつかの研究が遅延期間と一致する活動を分析し、前頭葉に持続的な活動が起こっていることがわかった。したがって、情報が持続的活動によって担われているという仮説は、ヒトについても成り立つようである。当然ながらこれらの研究ではもっと詳細な結果が報告されており、前頭葉皮質のみならず頭頂葉でも、同様の遅延期間中の持続的な活動が観察されている。

■記憶と注意の一体化

少なくともいくつかの心理学理論によれば、コントロールされた注意のテストとワーキングメモリのテストを詳しく比較すれば、ワーキングメモリと注意のコントロールがどのように連結されているかを知ることができる。しかし、このときに活性化される脳のシステムは同一なのであろうか?

ワーキングメモリ課題をしている最中の脳の活動について、カリフォルニア大学バークレー校のクレイトン・カーティスとマーク・デスポジットは野心的な実験をしている。サルに使われたのと同じドット課題を、今度はヒトに応用したのだ。15名の参加者が実験に加わり、1秒間隔で参加者の脳のスナップショット撮影を45分間にわたって測定した。この実験は45分間もスキャナーの中でドットの記憶を保たねばならないという、参加者にとって辛抱のいるものであったと同時に、実験者にとっても得られた4万枚もの脳画像の情報を分析せねばならないという、やはり忍耐のいる実験だった。

統計的に脳の画像を分析した結果、カーティスとデスポジットは頭頂間溝近傍の頭頂葉、前頭葉の上前頭溝と中前頭溝に活性化した領域を見つけた。面白いのは、前の2つの領域はポズナーの実験（本書27ページ）が示したような、コントロールされた注意の実験で活性化したのと同じ領域であった点だ。したがってこのデータは、ワーキングメモリとコントロールされた注意の間の心理学的な意味での重なりを実証したものといえる。このことは、ドットの位置を憶えていることと、まだ現れてはいないが予測しているドットの現れる位置に注意を向けて憶えていることとは、同じことであることを示唆している。

ワーキングメモリと注意のコントロールの対応は、全面的ではないことを付け加えておくべきだろう。多くのワーキングメモリ課題では前頭葉で活性化領域が見られることが多いが、注意の課題では必ずしも常に観察されるわけではない。この活動が正確にどんな機能をもつのかは、はっきりしていない。脳についての機能地図には、まだわかっていないはたらきも多い。前頭葉には特に、まだはっきりしないことが多いのだ。とはいっても、前頭葉の活動は、たとえば機能を安定化したり促進するトップダウンのコントロール、たとえば、前頭葉と頭頂葉を結びつけるはたらきとかかわるとはいえる。

■情報はどのように符号化されるか

このニューロン活動についての重要な疑問は、それがどのようにして外部からの刺激なしで、遅延期間中ニューロンを活動状態にさせておけるのかである。神経細胞間のネットワーク内部でのフィードバックのはたらきが、候補としてあげられる。もう1つの重要な疑問は、どのようなタイプの情報がこの持続的な活動によって符号化されるのかである。それは何を意味するのだろうか？

同様の問題が、すでに長期記憶の研究で論議されてきた。ある理論では、ある種の神経細胞が特定の記憶を担うとする。これは「グランドマザー（おばあさん）細胞説」と呼ばれるもので、われわれがグランドマザーに会いにゆくたびにある特別な細胞が活性化され、それによって彼女だとわかるというものだ。

ワーキングメモリについての1つの説は、後頭葉からの感覚情報が前頭葉の特別なニューロンに運ばれるというもので、グランドマザー細胞説と似ていなくもない。前頭葉の特殊な細胞の持続的な活動が、たとえばサルが右90度の位置にドットを見たという想起を可能にし、近くの細胞の活動は右120度のドットの位置に対応し……といった具合だ。一方、別の説では、異なる刺

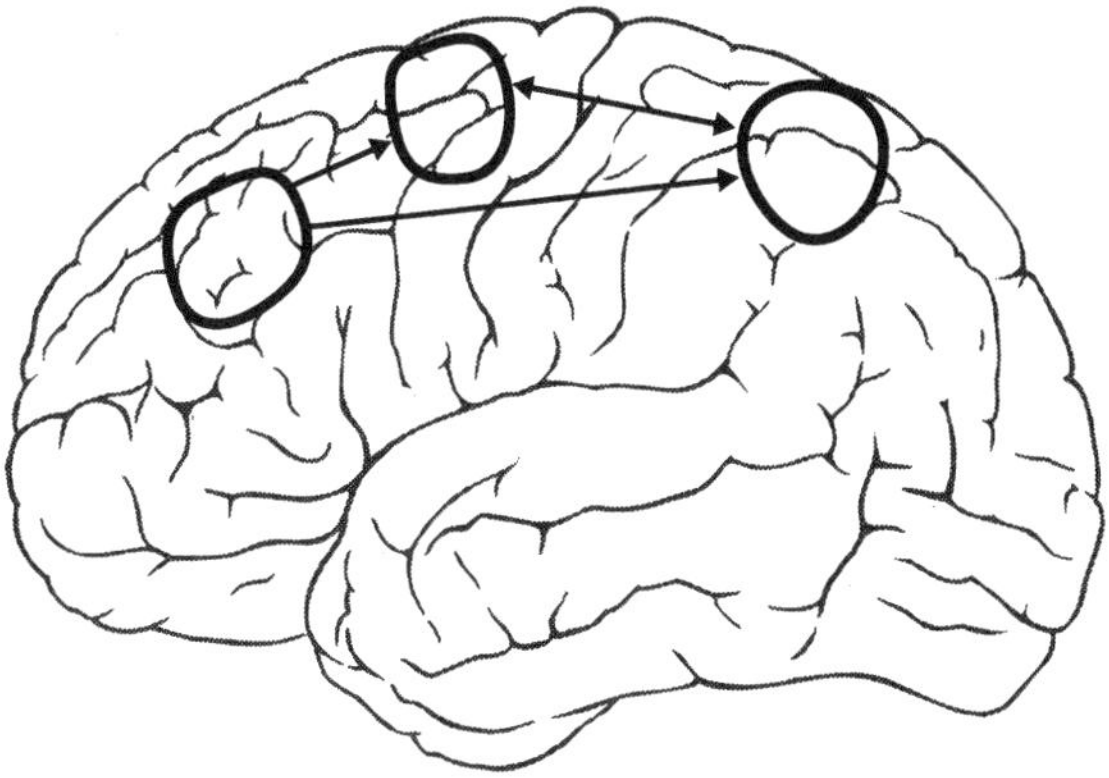

図4-2　ワーキングメモリ課題で活性化される領域

円領域がワーキングメモリ課題で活性化される。被験者が空間情報を保持するように求められた空間性ワーキングメモリ課題で遅延期間中に持続的に活動するのは、頭頂葉、上部前頭葉であり、注意のコントロールによって活性化する領域と同じである。ワーキングメモリ課題で活性化されるが、コントロールされた注意の課題では常時は活性化されない領域は、前頭葉のさらに前部にある。矢印は、ワーキングメモリ課題中に想定される各領域間のコミュニケーションを示す。(Curtis & D'Esposito, 2003 より)

激情報は固有の周波数で符号化され、それによって特定のニューロンが活性化されるとする。しかしまた、情報は必ずしも常に前頭葉の神経細胞の活動だけでは、調べることはできないということを示した研究もある。ある細胞は記憶すべき刺激のタイプと無関係にワーキングメモリ活動を示す。このような細胞は、1つ以上の感覚モダリティー、たとえば音声と視覚情報などを符号化するので、**マルチモーダル**、つまり神経的な「オールマイティ」と呼ばれている。

こういうことは、あまりに細

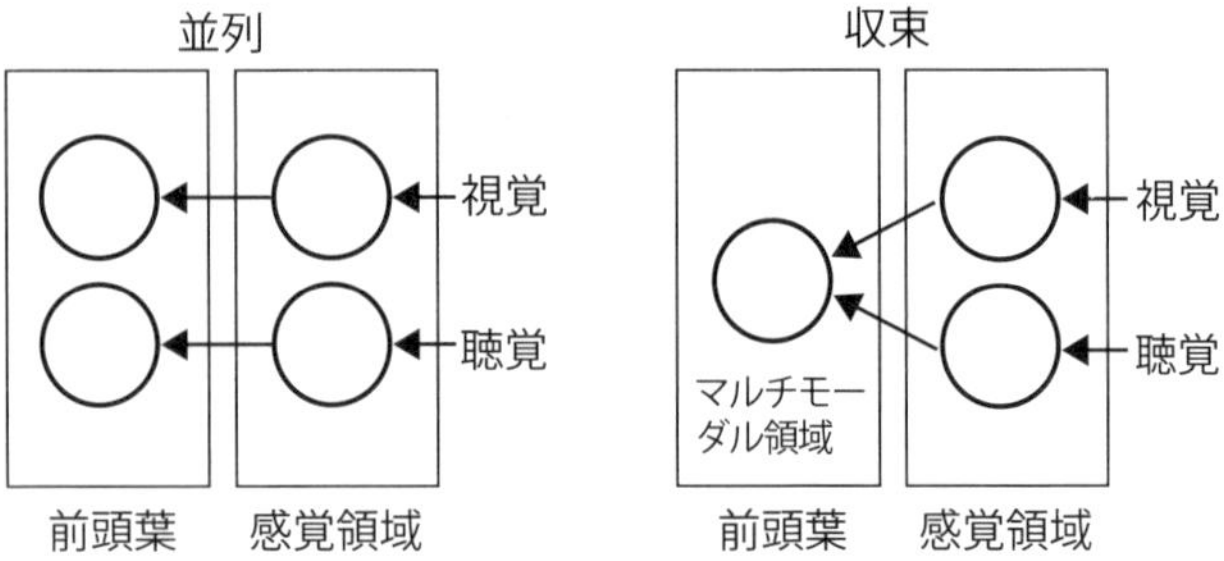

図 4-3　ワーキングメモリ課題実行中の脳における並列的・収束的な情報の流れ

かく学術的すぎるし、前頭葉の異なる役割をもつ神経細胞を片端から調べることに興味をもつ研究者（たしかに私はそうだ）以外にはあまり関心を引かないかもしれない。しかし、情報がどのように符号化されるかは、脳内で情報の流れが統合されるしかたに大いにかかわっている可能性がある。もし、前頭葉の個々の細胞が特別な刺激を符号化するのなら、それは情報の流れの並列的組織化を示唆する。この考えを主張したゴールドマン＝ラキックによれば、ワーキングメモリは並列システムからなり、それぞれのシステムがそれぞれ独自の情報処理を担うという。一方、ワーキングメモリにかかわるマルチモーダル細胞があるとすれば、それは脳のいろいろな感覚細胞から送られる情報を受け取り、情報の流れを統合することとかかわるだろう。

私と共同研究者が行っているワーキングメモリの研究は、情報がどのように符号化されるのか、というこの論議ともかかわっている。1つの実験では、2つの異なるワーキングメモリ課題下での脳活動を測定した。1つは音のピッチを憶える課題、もう1つは明るさを憶える課題だ。脳の特定の領域がこのワーキングメモリ課題下で活動を示したが、それは保持された情報の種類とは無関係であった。つまり、マルチモーダルなワーキングメモリ領域があるように思われた。この結果は、ゴールドマン＝ラキックの並列処理仮説を論駁するもので、他の研究でも、このことは確認されている。

以上のような知見は何を意味するのだろうか？　情報処理が収束する脳の領域があるという事実は、機能的に大きな影響を及ぼす。並列的組織化はスムースに運び障害にも強く、かつ容量制約も少ないだろうし、それはちょうど並列処理を行うコンピュータが1つの処理装置しかもたないコンピュータより優れているのと同じだ。一方、収束点は、ボトルネックになる可能性が高い。

さて、石器時代の脳が現代の情報の洪水に遭遇するときに起こる問題を考えてみると、ワーキングメモリの容量制約が問題の1つといえるだろう。もう一歩進んで、脳の組織に制約の原因を探すなら、マルチモーダル領域がボトルネックである可能性がでてくる。だがここで実際には何が問題なのだろう？　ワーキングメモリ能力や問題解決能力の容量を決める個別の脳領域を、単純に見つけることができるのだろうか？

5 脳とマジカルナンバー7

すでに述べたように、ジョージ・ミラーは人間の情報処理能力には自然的限界があり、そのためわれわれのワーキングメモリはおおよそ7つ程度のアイテムしか保持できないという仮説を立てた。ミラーの主張のポイントの1つは、情報科学の帯域幅という考えを心理学に借用したことだ。こう考えると、人間の脳はコミュニケーションのチャンネルと見ることができ、そしてこのチャンネルで保持され、処理され、再生される入力情報の量は完全に定量化できる。

脳を銅線と比べるのはもちろん単純化しすぎだ。だが依然問題は残る。ワーキングメモリに保持する情報を制約する脳の容量制限の原因は何か？　その原因は脳の特定領域に帰することができるのか？　また、この容量を制約するメカニズムとは何なのか？

まず、7という数は神聖でも何でもないことを指摘する必要があろう。ワーキングメモリがどの程度の量の情報を保持できるかは、それを測るテストのデザインともかかわっている。もし情報がたとえば「KGB1968CIA2001」のように意味のある単位に束ねられたら、ワーキングメモリは7アイテム以上の保持ができる。部分情報をこのように意味あるものに束ねることをチャンキングという。一方、心理学者のネルソン・カーワンが示したように、遅延期間中に情報のリハーサル（繰り返しによる保持）をさせないでワーキングメモリ課題を行わせると、ワーキングメモリ容量は4ユニット程度に下がってしまう。だが、カーワンも、7という数字の特別性については疑問をもつものの、明らかな制約があり、これは人間の情報処理に対する脳の容量における最も重要な制限の1つだということについてはミラーに同意している。

さらに、こういう事実もある。仮に20名の学生を集めてランダムな数字の系列を憶えさせる作業を行わせてみよう。学生の多くは数字の系列の6から8つ程度を復唱できるにすぎないことがわかるだろう。これが視空間記憶テストならば、5から8つの空間位置を憶えることができよう。結果はともかく、平均的にはミラーの7という限界に近くなることが多い。

科学者から見れば、情報とは変数、ないし差異に等しい。たとえば、脳の発達にとっての負荷の効果をみるには、多くの負荷を抱えてきたヒトの脳と、そうではないヒトの脳を比べてみる必要があるだろう。脳の容量と機能の関係を調べるにあたっては、容量の差異を調べる必要がある。この点で明らかに違うのは、子どもと大人のワーキングメモリだ。次に子ども期の容量の成長と、そのときに脳に何が起こるのかを少し詳しく見てみよう。

■成熟する脳

7ヵ月の乳児が見ている前で2つの布の1つの下に好きなおもちゃを隠してみよう（もちろん両親の許しを得た上で）。そして、幼児の注意を数秒の間そらせた後でおもちゃを探させてみよう。隠す場所を取り替えて何度も繰り返してみよう。というのも、場所が同じなら、乳児はどこにおもちゃが隠してあるかを長期記憶で憶えてしまうからだ。

5ヶ月の乳児には隠した場所をうまく憶えていることができないが、それはもはや見ていないおもちゃの表象を頭の中に保持しておくことができないからだ。見えないものは心からも消える。ワーキングメモリなしの生活というものがどのようなものか想像してみたいとしたら（金魚になったと想像するほうがずっと難しいだろうから）、赤ちゃんの眼で世界を見てみよう。さまざまな印象が、次々押し寄せてくるだろう。7ヵ月ころになると、ワーキングメモリが少し発達しはじめ、12ヵ月ころまでには、子どもは数秒間の遅延時間をおいても、隠されたおもちゃの場所を当てることができるようになる。

隠されたおもちゃの場所を思い出すのは、ワーキングメモリの発達の最初の一歩だ。子ども期、青年期を通じて、ワーキングメモリはその情報を保持する容量を増やし続け、大人となる。つまり、大人は子どもより良いワーキングメモリをもっている。8歳児ならば、先生が「エンピツ、消しゴム、算数表とノートを取り出して、25ページを開き、問題を始めなさい」と言っても、子どもがすぐに椅子に腰かけて算数の正しいページをめくるチャンスは小さい。子どもがもっと遊び続けたいということもあるだろうが、彼らにはワーキングメモリの負荷が大きすぎ、先生の長い指示をワーキングメモリに収めて従うことができないのだ。

発達には多くの要因がからんでいる。その1つが方略の形成である。たとえば、4歳児は数字を憶えるため、声を出さないでリハーサルすることができない。無言でリハーサルするには6、7歳まで待たなくてはならない。もっとも、方略の違いを無視したとしても、ワーキングメモリの相違は依然として存在する。これは、子どもに1度に1つずつドットを呈示してその位置を想起するように求める、簡単な実験で測ることができる。このようないくつかの実験から、ドットの位置の保持量は児童期から青年期にかけて増加し、25歳程度で最大に達することが示されている。8歳前後だと情報を保持する能力はおよそ年間7%の割合で増加するという。心理学者のサンドラ・ヘールとアストリッド・フライは、この増加が児童期の問題解決能力の向上を決定するという。一方、悪いニュースもある。この能力は大人になってからは、徐々に下がってゆくのだ。研究によると、55歳くらいになるとその能力は20歳くらいのレベルに後戻りするという。だが25歳の境界線を越えた人々も、加齢に伴う衰退を、たぶんすでに得た知識や方略で補うことができる。ギリシャのことわざにも、「高齢と悪知恵は、若さと技量に勝る」とある。

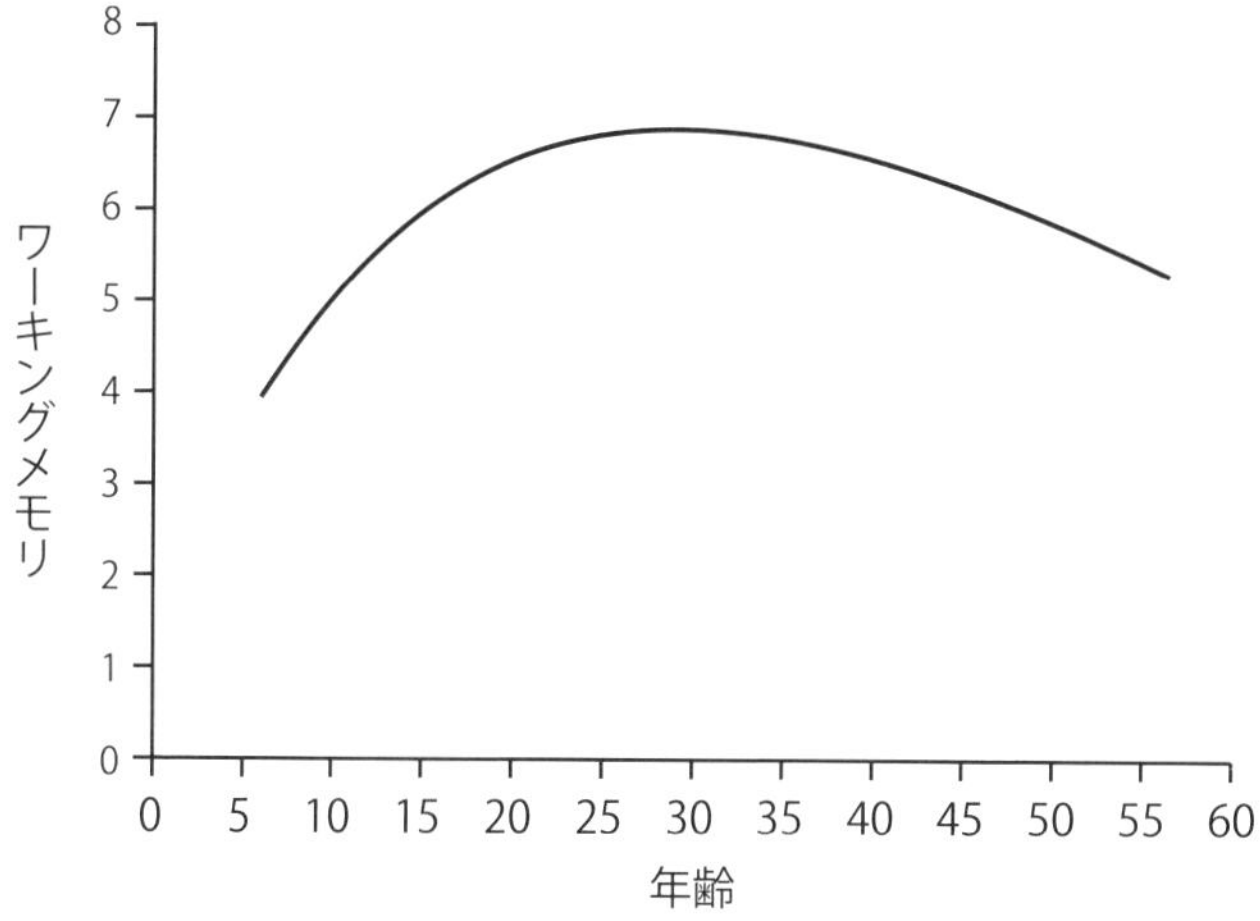

図 5-1　生涯にわたるワーキングメモリの変化（Swanson, 1999 より）

子どものワーキングメモリが大人より劣っているという主張については、必ずしも経験と一致するわけではない。たとえば、私の経験でも、子どもとトランプの神経衰弱ゲームをやると、大人が負けることがある。神経衰弱ゲーム（このゲームはメモリーとかペアーという名前で呼ばれることもある）は、周知のようにトランプの同じ絵札を探すゲームだ。20枚程度のトランプ（10程度のペアーを作る場合）をシャッフルし絵を下にして並べる。そしてプレイヤーは一度に2枚のカードをめくり、2枚のカードが一致していればそれを得て得点にできる。プレイヤーはそれぞれのカードの位置をよく憶えておき、必要なときにそれをめくればよい。このゲームについてはよく調査されているが、多くの場合、くやしいことだが、10歳児程度の子どもに中年の両親が負かされ、親は自身の老いた両親を負かすことで自らを慰めるといった具合になることが多い。その理由は、このゲームでは長期記憶が便利に使えるからだ。隠れたカードの顔の情報は、たえずワーキングメモリに参照しなければならないものではなく、後の検索のために長期記憶に符号化されるためである。この種の長期記憶の利用は、ショッピングに出かけて車の駐車場所を思い出すときと同様だ。ある種の長期記憶の力は徐々に発達するわけではなく、実際子どものほうが良い。

サイモンという電子ゲームは別の記憶のテストだ。サイモンのあるバージョンでは、たとえば上-下-左-右のように一定の順で光る円環状に配置された4色の色ボタンが並んでいる。このゲームのポイントは、ボタンを順番に繰り返して押すことだ。これが、うまく行くと、次には上-下-左-右-左、という具合に、1ステップずつ長くなる。多くの人は15ステップ程度まで憶えることができるが、これはワーキングメモリに7アイテムしか保持できないという考えと一致しないように思われる。ここで生じていることは、一定の時系列の繰り返しは課題を遂行するにあたって、長期記憶を使えるようにするということだ。もし、この順序が試行ごとにランダムだったら、もっと早く降参、ということになるだろう。

■脳の信号と容量

では、子どもが能力を増加させるにつれて、脳にはどんな変化が起こっているのだろうか？私と共同研究者が、数年にわたりカロリンスカ研究所で行った実験を紹介しよう。子どもにドットの位置を憶えさせる、といった単純課題をずっと行わせ、その後、課題遂行中の脳の活動を測定した。すると、このような児童期でも活動が活発な、特別な領域が見つかった。それは、頭頂葉と前頭葉の上部、さらに前頭葉の後部であり、この結果は先行研究とも一致するものだった。

頭頂葉はやや大きな領域を占めていて、そのくぼみとひだの部分は頭頂間溝と呼ばれる溝を形作っているが、われわれの実験ではこの近傍に最も明瞭な変化が認められた。この領域は、先行研究でコントロールされた注意課題が行われているときに活性化する場所と一致する。

子どもと大人で前頭葉の活性化される領域が異なるかどうかは、課題に依存している。多くの研究が、大人と子どもでは注意をコントロールしている場合、同じ前頭葉の上部の活性化部位の違いを指摘している。妨害刺激（訳注：標的刺激に類似したまぎらわしい刺激のこと）を含むワーキングメモリ課題の場合、やはり前頭前野の活動に違いが見られる。したがってこれら3領域はいずれも、容量と関係している可能性がある。高い活動性は、良い記憶保持と結びついている。

ワーキングメモリの制約問題を調べる別の方法は、本書の冒頭で述べた容量制約曲線を考慮して（8ページ）、この曲線が示すのと似た活動をする脳領域を探すことだ。

2004年に出たネイチャー誌の2論文は、まさにこれを行ったものだ。1つの研究では被験者は2、4、6あるいは8個の違うアイテム（スクリーンに呈示された色や位置が違う小さな円）をワーキングメモリに保持せねばならない。この課題では、成績は曲線が示すように徐々に減衰してゆくことが見出された。そしてfMRIで脳の活動を測定すると、脳の1つの領域だけがこの容量曲線の形状と合うことが判明した。頭頂間溝である。もう1つの研究では脳波で脳の電気活動が分析され、やはり同様の頭頂間溝が容量曲線の形状と合うことがわかった。

では、問題解決能力についてはどうだろうか？　これはワーキングメモリ能力と密接に関連していると考えられている。ソウル国立大学のクン・リーが行った大規模な調査では、青年にレーヴン・マトリックス検査を実施し、彼らがワーキングメモリ課題を実行中の脳の活動を測定した。問題解決能力と頭頂葉と前頭葉の両方の脳の活動の間に相関が見られ、最も注目すべきは頭頂間溝に活性化が認められたことだった。この領域は、子どものワーキングメモリの発達と密接にかかわることを、私や他の研究チームも見出しており、それとまったく同じ領域であった。

見てきたように、多くの研究はワーキングメモリの能力を決めるのは頭頂葉と前頭葉だということを示唆している。とらえどころのない違いが脳全体にわたっているというよりは、少数の明瞭な領域がある。情報がワーキングメモリに保持され注意のスポットライトが前もって決定された点に向けられているとき、活性化することが知られている領域と同じところである。おそらく、情報を受け取り保持するわれわれの能力を制限している鍵となる構造、ボトルネックが見出されるのは、ここである。前頭葉は漠然とながら何十年も前から高度な認知機能に結びつけられていたので、ここがかかわるのは予期されたとおりだが、頭頂葉が問題解決とワーキングメモリに重要であるという発見は比較的新しい。異なるアプローチを用いた幅広い研究が一致して頭頂葉を指し示すという事実は、たいへん注目に値する。

アインシュタインの脳の頭頂葉に非凡な特徴が見られることも、おそらく偶然の一致ではない。彼の脳は普通の人々より大きくもないし重くもない。また、両半球を結ぶ線維結合が豊かであるとか、1インチ当たりのニューロン数が多いとか、前頭葉が有意に大きいということもない。しかし、頭頂葉には特徴があった。普通の人々より広いのみならず、両半球が非対称なのだ。左半球が右半球よりもずっと大きい。また、解剖学的に特異なのは、頭頂葉を分ける溝が前の方に変位している点である。これは、子ども時代に大脳皮質のこの領域が拡張したためと推定される。

▦容量制約のメカニズム

子ども時代の心的能力の発達に重要な皮質領域がわかったと仮定してみよう。さて、情報負荷

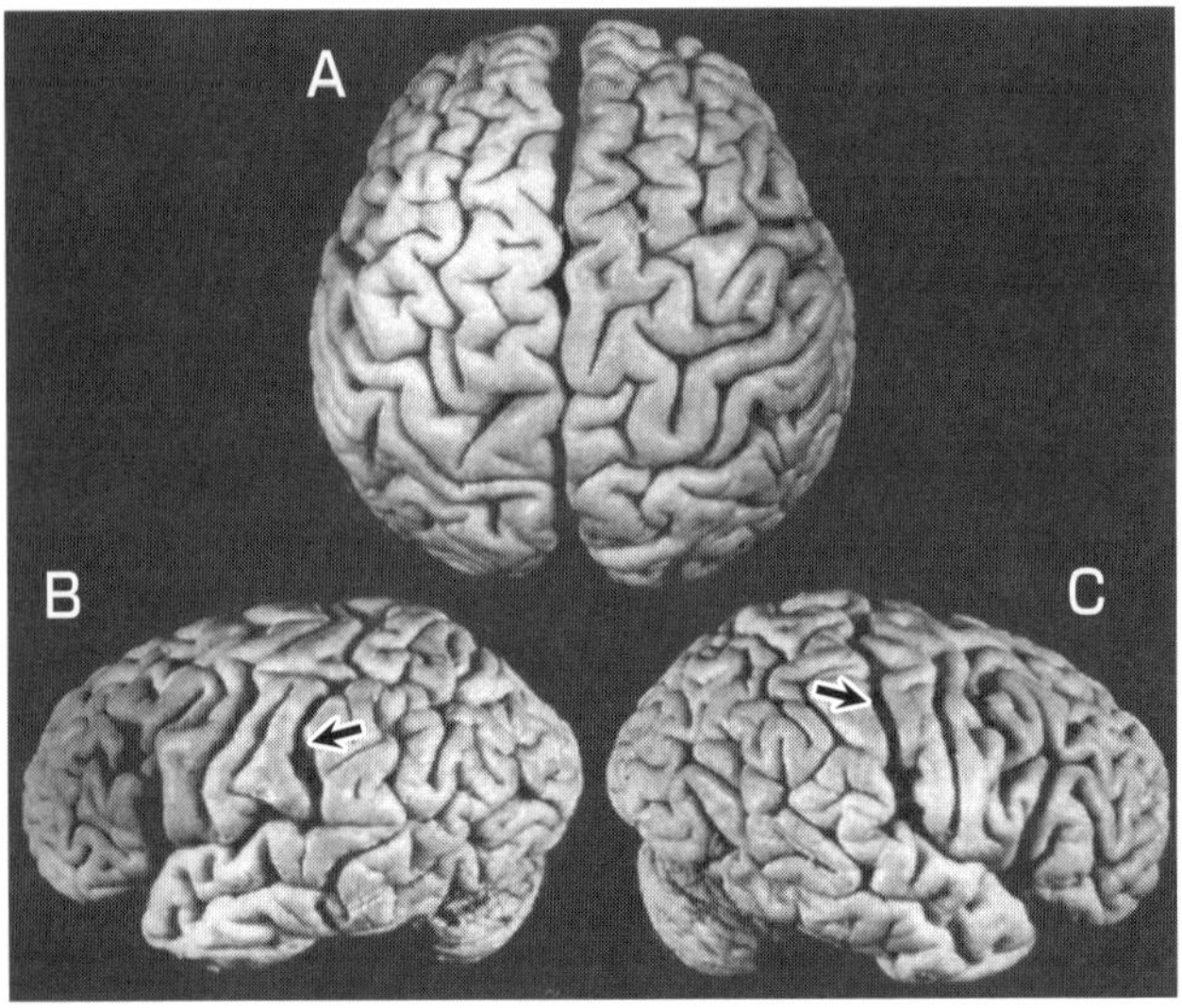

図 5-2　アインシュタインの脳
矢印は前部の脳溝を示す（Witelson et al., 1999 より）

が上昇したとき、これら頭頂葉や前頭葉の諸領域にはどのような変化が生じるのだろうか？　これらの領域は、なぜ無限の容量をもたないのだろうか？

いくつかの実験で、文字、数字や顔など憶えねばならない情報が増加すると、脳の活動がどう変わるかが検討されている。そして、情報量の直接的な増加に比例して、血流や代謝がゆっくりと増大するという点で所見が一致している。脳がはたらくのを制約するある種の代謝的原因があって、それが活動している脳領域に血液、つまり酸素を供給するのを制限し、そのためワーキングメモリのはたらきに制約が生じるのだろうか？　あるいは、乳酸が脳に蓄積されるのであろうか？　読者がワーキングメモリ課題、たとえば数系列を聞き、その後逆唱する課題をしたことがあるなら、脳に乳酸がたまるという想定も不合理すぎるとは思えないだろう。

だが、このような説明のどれも、特段にありそうとは思えない。1つに、脳への血液供給は、神経細胞に常に十分な酸素を送り届けるようにしている。実際、神経細胞が活性化し、代謝が活発になり酸素消費量が増加すると、その特定の領域へ過補償といえるほど血液が流れ込み、細胞に安静時と比較して大量の酸素を供給する。テンカン発作時のような極端な環境では、かなり難しい心的課題を遂行している場合より血流はずっと多くなることも知られている。だから、もっと別の説明を探す必要がある。たとえば、子どもの成長期に、ワーキングメモリが強化されていく背後にあるメカニズムを理解するために、頭頂葉や前頭葉で何が起こるのかに注目するのも、1つの方法ではないだろうか。

■子どもの脳

子どもの脳が高度に機能するようになるのは多数の神経細胞が形成されるからだという考えはまちがっている。たとえば、2歳児の前頭葉にあるニューロン間結合（シナプス）の数は20歳の成人のおよそ2倍もあるが、2歳児のワーキングメモリのはたらきは、まだ未熟なままだ。不思議なことに、2歳ころからシナプス密度は徐々に減少してゆき、およそ12歳で成人のレベルにまで減少する。ニューロン数やそのシナプス結合数は最初の過大生産の時期が過ぎると、驚くべき速さで減ってゆくのである。大脳の両半球を結ぶ神経線維の数も、最初の3ヵ月で、1日当たり90万個の割合で軸索が減ってゆく。ニューロンは減少するのになぜ容量は増加してゆくのかを説明するのは難しいが、重要な神経の結合が強化され、そうでない結合がなくなってゆき、その結果ネットワークの構造が改善されてゆくという考えは妥当だ。

神経線維はミエリンと呼ばれる脂質の鞘で覆われており、これが神経インパルスの伝達速度を速めるのに役立っている。乳児が成長するにつれてこのミエリン鞘の厚みが増してゆく（ミエリン化）。2歳以前に大方のミエリン化が生じるが、今日ではこのミエリン化が青年期まで続くことが知られている。脳の磁気共鳴画像の研究から、頭頂葉と前頭葉の間の結合のミエリン化とワーキングメモリの発達が関連することがわかった。結合のミエリン化がワーキングメモリの改善に役立つ理由は明らかだ。1つの可能性は神経伝達の速度が速まること、別の可能性はミエリン化が結合を安定化し、たとえば頭頂葉で発生したインパルスが確実に前頭葉に伝達されることだ。

このように、子どもの脳が発達するには多くのプロセスが介在する。特定のシナプス結合の強化やその弱体化、脳の異なる領域間の結合の消失、残った結合のミエリン化などがある。私たちが現在、人の脳を研究するにあたってもっている技術は、容量制約の謎に答えるには十分ではない。十分な技術があれば、たとえば個々のニューロン間の結合のパターンなどにその原因を見出すことができるかもしれない。悪口を言う人は、ＰＥＴやｆＭＲＩなどの脳イメージングの方法は、コンピュータの温度を測定するようなものだという。コンピュータがオフとオンのときの温度の違いを検出し、コンピュータ内部の部品間の温度の違いをも見つけるのだが、そのはたらきを理解するまでには長い年月がかかるだろうというわけだ。

■脳の活動のコンピュータ・シミュレーション

科学者はいつの日にか、微小電極で個々のニューロンの活動を観察することを可能にした電気生理学のような、高い解像度をもつ方法と複数の脳領域の活動の同時計測ができる脳イメージング技術を結びつけて、巨視的および微視的なアプローチを統合することができると期待している。ニューロンやその結合の様子を知ることができれば、現実的な脳のコンピュータ・モデルを作ることもできよう。これによってニューロンの振る舞いについての仮説を詳細に検討することができるはずだ。われわれの研究グループはフレデリック・エディンやジュリアン・マカヴォーヌたちとこのようなプロジェクトに取り組んでいる。エディンやマカヴォーヌたちは、ワーキングメモリのコンピュータ・モデルを工夫しており、脳の能力の増進や子どもの時期に生じる脳の活動の変化を説明する、神経的な発達を理解しようとしている。

われわれの研究では、100個の仮想的な神経細胞のネットワークを使った。これは脳では前頭葉で1平方ミリ以下の脳領域にしか相当しない。われわれはこのネットワークを、ワーキングメモリに情報を保持している状況下でのサルの研究を参考に、その活動が近似できるように調整した。このようなごく小規模のネットワークでも、その〝ワーキングメモリ内〟に情報を保持させることができるのだ。さらに、サルで観察されたように、この情報は神経活動の持続的維持によって遅延期間にわたって保たれ、フィードバック過程によってリフレッシュされ続け保持された。

では、このモデルはわれわれがワーキングメモリ能力を改善するにはどうしたらよいかについて、何を教えてくれるのだろうか？　ある実験でわれわれは、2つの仮説を試してみた。1つは良いワーキングメモリをもたらす神経細胞の間には**強い結合**があるという仮説で、もう1つはワーキングメモリ能力の改善をもたらすのは**速い結合**だ（脳領域間のインパルスの効率的な伝達とかかわる）という仮説だ。「速い結合」はミエリン化によって起こると考えられ、これは私が支持したい仮説だ。というのも、磁気共鳴画像の研究では、脳の特定領域でのミエリン化はワーキングメモリの発達とリンクしていることが、すでに示されているからだ。

それぞれの仮説に対して、「子どもモデル・ネットワーク」と「大人モデル・ネットワーク」が考案された。われわれはネットワークを刺激し、「ワーキングメモリ」に情報が保持されるときの活動を測定した。また、子どもと大人の脳の活動をｆＭＲＩを使って測定し、いずれの仮説がデータとよく合うかを見た。

その結果、最初の仮説つまり「強い結合」説のほうが優れていることがわかった。強いシナプス結合をもつネットワークのほうが安定しており、妨害が入ったときにも記憶の保持活動が保たれたのだ。このネットワークの活動はまた、ｆＭＲＩの観察とも一致した。速い結合という私の仮説が当てはまらなかったことは残念だが、この仮説では、実験で測定された脳の活動の変化を説明することはできないようである。

私は、本書の冒頭で、石器時代の脳が現代の情報の洪水社会に出会ったとき、脳のどの機能が心的能力を制約するのか、を問うた。ワーキングメモリの容量は、１つの重要なボトルネックであると言えるだろう。そして、脳を見てそのどこにボトルネックがあるのかを考えるとき、ワーキングメモリとかかわる能力は脳の新皮質全体に広がっているのではなく、頭頂葉と前頭葉の一部の鍵となる領域とリンクしていることが明らかになった。もう一段進んで、どのようなメカニズムがこれらの領域の能力を制約するのかを理解しようと最前線の研究をスタートしたが、目下のところわれわれは明確な答えをもっていない。コンピュータ・シミュレーションの結果は、ニューロン間のシナプス強度が重要な役割をもつことを示唆している。

次の章では、情報の洪水の問題に戻ろう。そして、注意が散りやすい状況で仕事をしなければならない場合や、マルチタスクに挑戦する場合など、日常的な状況で、難しい情報処理スキルが実際に試されるような作業環境について考えよう。ワーキングメモリ能力が多くの心的作業にとってとりわけ重要であることをこれまで見てきた。では、気が散るのを防いだり、多重課題をこなす能力を支えるのは、脳の同じ能力、同じ領域なのであろうか？　2つの課題を同時にこなすのが、脳にとってしばしば難しい課題となるのはなぜなのだろうか？

6 同時課題処理の能力と心の帯域幅

マルチタスクは、何ごとも一度に速くたくさんのことをやりたい頑張りすぎの人やせっかちな人たちによく使われる方略だ。

ひげをそりながら朝食をとる、といったマルチタスクは身体の運動という点から見て難しいし、運転しながら地図を見るのもやはり難しい。人間は1つのソースからしか情報をとれないし、同時に2つのものに視線を向けることはできない。他にも、刺激の入力と出力、あるいは刺激と反応の間のどこかで、類似した情報処理を求められるため、同時に行うことが困難なものもある。多くの場合、同時遂行する課題のどちらも、ワーキングメモリを必要とする。マイケル・ポズナーによれば、この分野で行われたおびただしい数の実験結果は、図6-1のような単純な関係に帰するという。

この図のモデルによれば、パフォーマンスはこのカーブに沿って、どこかにプロットできる。

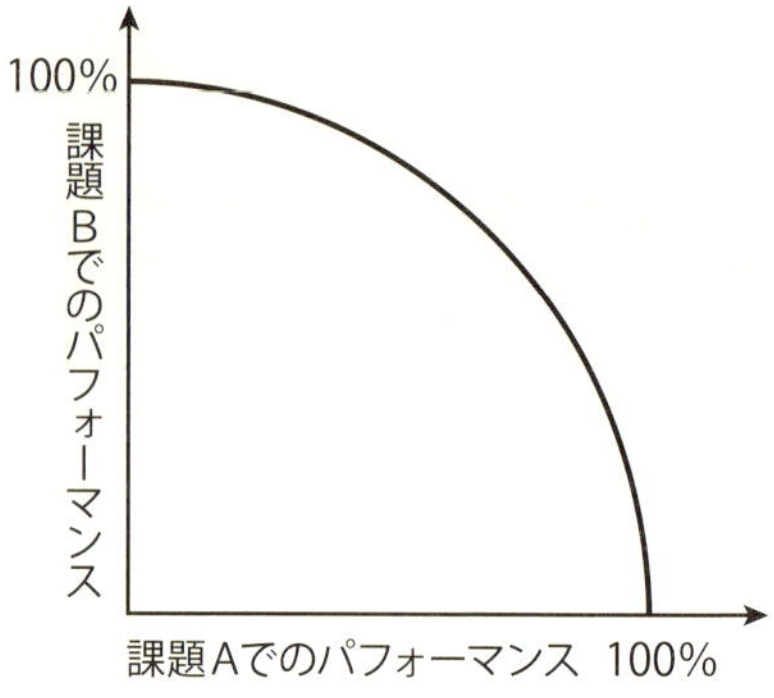

図6-1　同時課題下でのパフォーマンス
（Posner, 1978より）

課題Aが新聞を読むことであり、課題Bが朝食の食卓で妻や夫に話しかけることであれば、あなたはたとえば、新聞のニュースを読むことに集中してパートナーを無視することもできる（家でこれをやってはいけません）。そのとき、課題Aのパフォーマンスは（定義によって）１００％であり、課題Bのそれはゼロだ。しかし、パートナーの言うことに耳を傾け通り一遍にでも返事をしはじめると、このカーブを幾分上の方に移動することになる。あなたの課題Bのパフォーマンスはゼロから急激に改善されるが、新聞を読む速度は少し落ち、難しい表現があれば読み直さねばならないことになる。課題Aでのパフォーマンスは徐々に悪くなる。新聞を置いてパートナーに注意を集中させれば、課題Bのパフォーマンスは１００％に、課題Aのそれはゼロとなる。

グラフをたどってゆくと、課題Aのパフォーマンスがあなたの能力の90％となったとき、課題Bではおよそで44％が実行できる。だから、２つの課題を逐次的にやった場合よりも同時的にやったほうが、効率が１３４％に向上する。その理由の１つは、効率を多少犠牲にしてでも、２つの課題を素早くスイッチングさせることができるからである。もう１つの考えねばならない要因は、能力を100%でなく90%で実行するのに支払うコストである。先ほどの例で見ると、コーヒーにミルクを入れたいかどうかを聞かれたとき、間違って答えてしまうか記事を読み直さねばならないかだが、その場合のコストは低い。しかし一瞬の隙もなく決断を下さねばならないような場合もある。朝刊のヘッドラインに目を通しながら年金をどこに投資すべきかを考えたり、あるいは電子メールを読みながら就職のインタビューを受けるようなことはやらないほうがいい。

同時的パフォーマンスについて論じていると、必ず誰かが次のように言い出す——女性は男性より二重課題が得意だ、その理由は2つの大脳半球をつなぐ脳の領域が厚いからだ。「女性の頭は広帯域だ」という主張はお題目のようによく言われるが、男女差について体系的に調べた論文は、このような主張を支持していない。たとえば、ヒューストン大学のメリル・ヒズコックの調査では、112の実験のうちわずか4つの実験が二重課題の干渉実験で性差を報告しているにすぎない。2つの研究では男性が優れ、他の2つでは女性が優れていた。脳梁（左右の大脳半球を結ぶ神経束）の形や厚さに男女で差があることは事実だが、二重課題のパフォーマンスにとって、それがどのような機能的な意味をもつのかは、まだわかっていない。女性が二重課題に優れた能力をもつというのは、伝説にすぎないようだ。

■運転と携帯

日常生活、たとえば掃除、会話、あるいは車の運転なども二重課題からみると問題がある。というのも、このような活動は次から次へと変わるからだ。どこまでも真っすぐ延びるハイウェイを運転するのは、混雑した市街地を抜けながら目的地に行くのと比べてやさしい。そして、運転中の会話は受動的な聞き手に回ることもあれば、ちょっとした判断を要する議論になることもある。運転中の二重課題の実験を行う1つの方法は、それを危険のない実験室内で行うことだ。実験室なら、運転をシミュレートすることができるし、同時的にパフォーマンスする特定の認知課題を行わせることもできるからだ。

運転中の二重課題の実験によると、ラジオやCDを聞きながらでも運転は損なわれない。しかし、議論を続けるような認知的な負担のある課題の場合は、運転に影響を及ぼすばかりか、普通より2倍も多くシミュレーター盤上の信号を見落としたり、さらにブレーキを踏む反応時間を遅らせることになる。実際、携帯電話で会話しながら運転するのは、違法となる血中アルコール濃度レベルの飲酒運転に等しい。米国の人間工学会は、年間2600件の米国における死亡事故と、33万件の負傷事故は、運転中の携帯電話での会話が原因だと推定している。

二重課題がどのようにワーキングメモリとかかわるかを研究した実験もある。その実験では、サーブ9000の運転シミュレーターを用いて、フロントガラスの代わりにプロジェクターの映像をスクリーンに投射し、ハイウェイを運転している知覚印象を作り出した。被験者は適宜ブレーキを踏み、前の車と適正距離をとりながら運転するよう求められた。最初は二重課題なしで、その後二重課題下で運転させた。二重課題では運転者に対して、読み上げられた単語を繰り返しながら憶える課題が課せられた。二重課題のもとでは、反応時間はおよそ0・5秒遅れることがわかった。特に、ワーキングメモリ容量の少ない60歳以上の被験者で、ワーキングメモリへの負荷が高い場合、反応時間がさらに遅れ、およそ1・5秒も遅くなるという驚くべき結果が出た。

つまり、二重課題の制約の一部は、ワーキングメモリと密接にかかわっている。この制約をもたらす脳の構造については、後の章で見てみたい。まず、二重課題とよく似た実際の状況について見てみよう。気が散りやすい環境下でのパフォーマンスについてである。

■カクテルパーティー効果と注意散漫

リンダがオープンプラン・オフィスで隣席の電話の会話に聞き耳を立てながら、報告書を読んでいるとき、これは実際上、二重課題をしている。しかし、報告書を読むのに集中し電話の会話や周りの雑音を無視しようと決心すれば、隣席からの会話など、いっさいのいわば無関連情報は、無視すべき刺激となる。

ワーキングメモリの要求と注意散漫の間のバランスについては、ロンドンを拠点に研究している心理学者ニリ・ラヴィーとヤン・ド・フォッカートが一連の面白い実験を行っている。ワーキングメモリを要する課題を遂行する場合、被験者の心的能力に重い負荷を与えると、彼らは簡単に注意散漫になることが示された。実験ではまた、注意散漫と、妨害刺激を符号化する脳領域の活動レベルとが、相関することも示された。

同様の結果は、オレゴン大学のエドワード・ボーゲルとその共同研究者の実験でも示されている。1つの実験では、彼らは高いワーキングメモリ容量をもつ被験者はうまく妨害刺激を無視することができることを示した。また、頭頂葉の神経活動がどのようにワーキングメモリの情報負荷によって変わるかを調べた結果、低いワーキングメモリ容量をもつ被験者は無関連情報と関連情報の間の区別をつけることが困難であることも見出された。別の言い方をすれば、不適切な情報が適切な情報のためにとっておかれるべき脳の領域を奪ってしまい、ワーキングメモリに妨害刺激の情報を入れてしまうのだ。

ボーゲルの実験への1つの疑問は、どのようにしてこのフィルタリングがコントロールされているのかである。それを調べるため、同僚のフィオーナ・マクナブと私は、ワーキングメモリ試行の数秒前に、次の試行が排除すべき妨害刺激を含んでいるか、あるいは呈示される情報を全部憶えるべきかを知らせる手がかりを与えた。このような手がかり教示は前頭前野と、脳の深部にある灰白質構造である基底核の活動を高める結果となった。この活動は、その後、被験者がうまく無関連情報を排除できるかどうかをよく予測するものであった。これらの脳領域はしたがって、ワーキングメモリへのアクセスのコントロールを行う、いわば「脳のスパムフィルター」としてはたらいていると考えられる。さらに、高いワーキングメモリ容量をもつ被験者は、これらの領域でもやはり高い活動性をもっていた。

注意をそらすという意味で有名な例は「カクテルパーティー効果」である。パーティー会場のおしゃべりしているグループの只中にいるときでも、あなたは今話している相手1人に注意を集中することができる。その人に注意のスポットライトを向けることができるのは、周りで進行中の多くの会話を無視することができるからだ。しかし、あなたの背後の誰かがあなたの名前を言ったりすると、注意はそれて、今話している相手から背後の噂話に向いてしまう。

これはコントロールされた注意システムと刺激駆動型注意システムの間のバランスを示す典型例といえよう。コントロールされたシステムは話し相手に注意を向けさせるが、刺激駆動型システムは背後の会話に注意を向けさせる。

最近心理学者が見つけたのは、カクテルパーティー状況での振る舞いが人によって異なるということである。ある人は自分の名前が背後で引き合いに出されても、現在の会話に注意を集中できるのに、およそ3人中1人は注意が背後にそれてしまう。この人々の違いは、ワーキングメモりに原因があることがわかった。低いワーキングメモリ能力の人は簡単に注意がそれてしまうのだ。これはすでに述べた、われわれの実験結果とも符合する。つまり注意のコントロールにはワーキングメモリが必要なのだ。ワーキングメモリがうまくはたらかないと注意散漫となり、刺激駆動型システムに乗っ取られてしまう。これの別の例は、低いワーキングメモリ能力の人々が、当面の仕事に集中できず「心があちこちさまよう」状態になることが多いという事実である。ノースカロライナ大学のマイケル・ケーンたちがこれを示す実験をしている。彼らは被験者にPDA（個人情報端末）を与え、PDAのアラームが鳴ると（日に8回鳴るようにセットされていた）すぐに今行っていること、その集中度、心がさまよう状態であったかなどの質問紙に記入してもらった。ケーンたちが見出したのは、課題が心的に難しくなるやいなや、低いワーキングメモリ能力の人たちは、心がさまよう状態になりやすいということだった。

そこで、リンダが外界をうまく遮断できるかどうかは、次の2つの要因によって決まるだろう。課題の困難さと、妨害刺激の量、あるいは強さである。そして課題の困難さは、リンダがワーキングメモリにどれほどの量の情報を保持しなければならないかと、彼女のワーキングメモリ能力によっている。

リンダのワーキングメモリ能力は、おそらく彼女の気分や心の状態に影響されるだろう。もし、彼女に赤ちゃんがいて、夜に何度も世話するために目覚めるといった生活を送っているなら、睡眠不足がワーキングメモリのはたらきを損なうだろう。その結果課題はより難しくなり、気持ちを集中することはますます難しくなるだろう。また、報告書の文章の難しさによっても、ワーキングメモリの負荷が大きくなる。長い文や難しい単語を含む文章は、よりワーキングメモリを要するのだ。

　このような状況でわれわれが気づくのは、ワーキングメモリのパフォーマンスと注意散漫は天秤ばかりの両端の重りであって、そのバランスが難しいワーキングメモリ課題をうまく処理できるかどうかを決める。周囲が注意を散漫にさせる状況になってくると、課題をうまく処理するため、より高いワーキングメモリ能力が必要だ。だから、ワーキングメモリに多くの情報を保持している場合は、少ない場合より混乱しやすいだろう。現代の情報過多社会では注意散漫が導かれやすいため、われわれのワーキングメモリは常に高い負荷の処理が要求される。

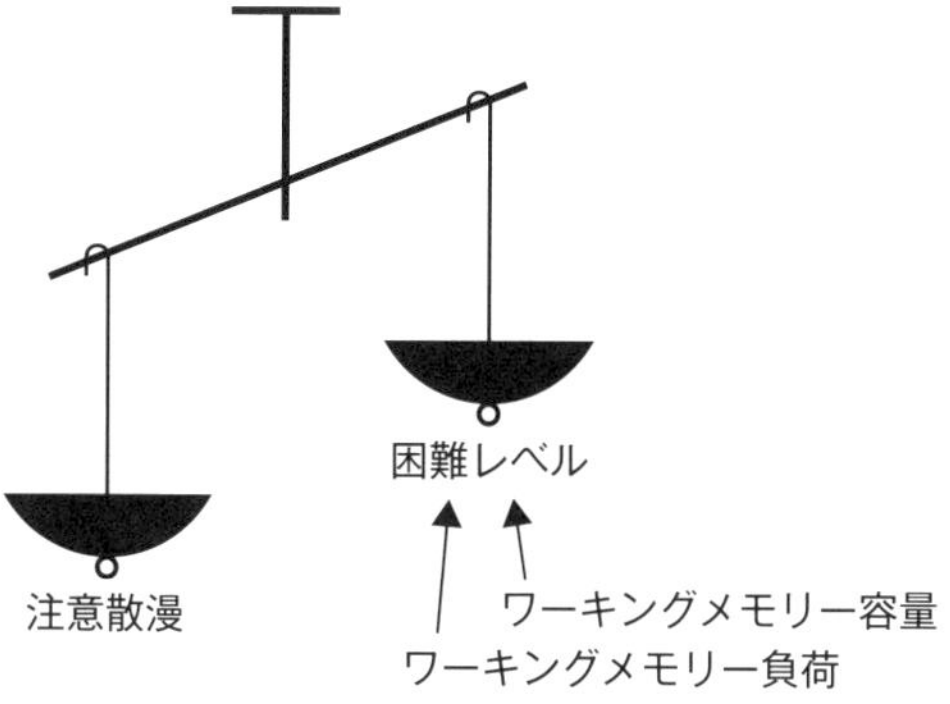

図6-2　注意散漫、ワーキングメモリ容量、ワーキングメモリ負荷の間の相互作用の一例

　携帯はすばらしいが、一方では常時「カクテルパーティー状況」を作り出すことになる。一日中無関連情報を無視せねばならないからだ。またオープンプラン・オフィスは社員の間のコミュニケーションを改善するが、一方では多くの妨害刺激がより多くのワーキ

ングメモリを要求することになる。

■2つのことを同時に行うとき、脳に何が起こるのか?

2つのことを同時に行うとき、時には失敗し、ある時はなんとか処理でき、時には余裕をもって処理できるが、このような場合、脳はどのようにはたらいているのだろうか? 心理学では、二重課題に対処するには特別な機能が必要であり、その機能は「中央実行系」と呼ばれるものが担うとされる。これは、心理学者のアラン・バッドレーがワーキングメモリの「調整機構」と考えたのと同じモジュールだ。しかし、実際、脳に中央実行系はあるのだろうか? あるという科学者もいる。マーク・デスポジットと彼のグループは被験者が課題を逐次的に遂行しているとき、次には同時的に遂行しているときの脳の活動を測定した。このような実験から、彼らは前頭葉を含む脳の領域が二重課題下でのみ活動し、1つの課題の場合には活動が見られないことを見出した。彼らはこの活動こそ中央実行系に相当する神経組織であり、脳の別の領域で生じている活動を調整しモニターする独立のモジュールだと考えた。

しかし「中央実行系」という用語は、脳の中にいてあれこれ指示を出す小人、ホモンクルスのイメージを思い起こさせ、批判を生んだ。問題は、2つの仕事を同時に行うとき、何がホモンク

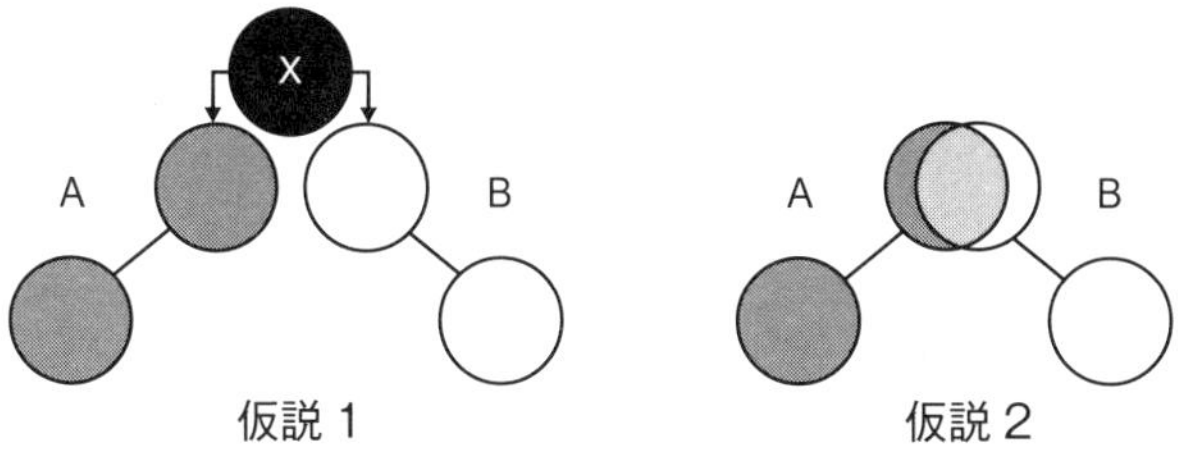

図 6-3　脳がどのように同時的課題を処理するかについての２つの仮説

ルスの脳の活動を指揮するのかということである——さらに小さいホモンクルスだろうか？

２つの仕事が常には同時にできないのは、それぞれの仕事が同じ脳の領域へのアクセスを求めるからだという別の仮説もある。課題のパフォーマンスが脳のたった１つの領域でのみ達成されることはなく、複数領域のネットワークとかかわるのが普通だ。たとえば、２つのネットワークＡとＢを考え、同時に同じ領域にアクセスすることが必要だとしたら、コンフリクトが生じるだろう。活動がＡとＢの間を交互に交代すれば、それぞれの領域にフルにアクセスできなくなる。あるいは両ネットワークが同時にアクティブであれば、同一領域へのアクセスのため互いに干渉しあい、十分に効果的ではなくなる。これは、この領域の処理容量を超えてしまうということもできる。

したがって、同時的課題の処理とワーキングメモリがどうかかわるのかについては、異なる２つの仮説があることになる。仮説１では同時的課題の遂行には２つのネットワークの活動を調整する上位のセンターを要することになる。２つの課題を同時的に行う場合、なぜ1つの課題の場合よりもパフォーマンスが落ちるのかを説明するには、さらに、このセンターが完全に調整できないと考えるしかない。仮説2（オバーラップ仮説）では、2つの課題は2つのネットワークの同じ皮質領域を同時に必要とするので、互いに干渉する。この干渉の原因は、したがって、ワーキングメモリを担うのと同じ脳のシステムにある。

2つの仮説を検討するため、私と同僚は被験者に視覚ワーキングメモリ課題、聴覚ワーキングメモリ課題、あるいはその両者を同時に行わせる実験を行った。脳の血流を測定し、どちらかの仮説を確認する証拠を探した。その結果、同時遂行課題下で、追加的に活動する脳の領域はないことがわかった。しかし、2つのネットワークの間のオバーラップが存在し、仮説2が支持される結果となった。別の研究では、2つの課題による脳の活動がオーバーラップすればするほど、相互の干渉が増加した。

心理学者が好む複雑な二重課題があり、読みの理解のテストのパフォーマンスと正答率の間に高い相関があることが示された。この課題では、被験者は一連の文章を聞いてそれが正しいか間違っているかを答えねばならない。同時に文末に出てくる単語を保持し、実験の終わりでそれらの単語を順次口頭報告せねばならない。たとえば、次のような文章を聞いたとする。

犬は泳げる（Dogs can swim）

カエルは耳を持つ（Frogs have ears）

飛行機は空気より軽い（Airplanes are lighter than air）
腕にはひざがある（Arms have knees）
鳥は飛べる（Birds can fly）

最初の文には正しいと答え、ワーキングメモリに単語「泳ぐ（swim）」を保持する（訳注：正誤の判断することと憶えることが二重課題となる）。2番目の文章の答えは誤りで、この時点で「泳ぐ（swim）」と「耳（ears）」の2つの単語をワーキングメモリに保持する、といった具合に進んでゆく。ワーキングメモリに5つの単語が保持され、次に6番目の文章が出てきたら、あなたはワーキングメモリに負荷がかかってきたと感じるだろう（訳注・文を音読し、単語を保持するリーディングスパンテストもある）。

スタンフォード大学のシルビア・バンジとジョン・ガブリエリと私が行った実験で、この二重課題下での脳の活動を観察した。そして、学生が文章の判断を行ったり、あるいは単語を想起するときに、その作業に随伴して活性化する特別な追加的脳領域はやはりないことを見出した。たしかに、同時課題下では前頭葉がより活性化するが、いずれかの単一の課題のみを行っているときには活性化しない、別の脳領域は認められなかった。

そのようなわけで、われわれの同時遂行実験は、仮説1とは一致しない。イェール大学のゴールドマン＝ラキックを含むグループの結果も、われわれの知見を支持している。つまり同時課題時の追加的な特別の領域は見出されなかった。しかし、もっと最近の研究が、脳の特別な領域を見出す試みをよみがえらせた。課題AとBの間でスイッチングを要するより複雑な課題で、スイッチングがランダムかつ予測できないしかたで行われており、その間両方の課題の情報をワーキングメモリに保持しておく、脳の特別な場所が発見されたのだ。したがって、まだ答えは出ていない。しかし、追加的な領域がときどき関与するかどうかにかかわらず、2つの同時課題が相互に干渉しあうのはなぜかを説明するには、オーバーラップがあるという事実で十分である。

マルチタスクをどれほどうまく行えるかは、したがって、しばしばワーキングメモリへの情報の負荷にかかわっている。2つのうち1つの課題が自動的な場合、たとえば歩くという課題の場合はうまくゆく。この種の課題の場合は、ワーキングメモリを使うもう1つの課題をうまくやれるのだ。通常「自動的」とされる活動は、前頭葉の活動を必要としない。一方、ワーキングメモリ課題は自動的ではありえない。そのときのワーキングメモリが維持する情報は必ず前頭葉と頭頂葉の持続的な活動を通して符号化されるからだ。これが、ワーキングメモリを使う課題を同時に2つ行うのが難しい理由である。

■容量統合仮説

新皮質のオーバーラップ領域は一種の情報処理のボトルネックとなっている。だから、同時課題遂行能力に課されている制約は、ほんの一握りの脳領域における容量制約の問題に帰されるのかもしれない。実際面白いのは、同時遂行実験で見られた前頭葉と頭頂葉のオーバーラップは、部分的に、ワーキングメモリ能力にとって非常に重要であると見なされている領域と同一であることである。

ワーキングメモリ能力がいかに二重課題（訳注：典型的なワーキングメモリを必要とする課題）を行うに当たって基本的か、また無関連情報を遮断するのに重要かを、さまざまな心理学の実験から見てきた。前の諸章では、子ども時代にこの能力がどのように発達し、それが大人とどう異なるのか、そして多くの重要な役割をもつ脳領域――頭頂間溝と前頭葉――のはたらきによってどう決定されるのかについて概観した。そして同時的課題の研究が、同時的遂行能力にとってのボトルネックとまさに同じ領域を指し示していることも見た。

もちろん、この章で触れることのできなかった多くの同時的遂行の状況がある。たとえば、2つの異なった、ほとんど同時に起こる刺激に応答することの不可能性（同時に電話と玄関チャイムがなる場合）とか、2つの複雑な運動課題を同時に行うこと（走りながらジャグリングしたり、お腹をなでながら、同時に頭をたたく）などだが、これらの制約はいずれもワーキングメモリとは関係がない。だが認知的に最も難しい課題にとっては、2つの独立した制約――ワーキングメモリの制約と同時的遂行能力への制約――は同じメカニズムに帰すことができる。つまり、頭頂葉と前頭葉という重要領域のオーバーラップによる能力の制約である。多くの場合、同時的能力と注意散漫になるのを抑える能力は、ワーキングメモリの能力に還元できる。このように考えると、石器時代の脳のボトルネックの幾分かを特定できた。情報の洪水を処理する能力を決める脳領域の存在である。

次章では、さらに深くニューロンやｆＭＲＩの研究に進むかわりに、この能力がそもそもどのように生まれてたのかについての異なる理論を検討して、石器時代の脳と情報洪水について違う角度から光を当ててみたい。脳の制約と可能性について論じるとき、その能力が最初に発生してきた状況を検討することは理由なしとしない。おそらく最も大きな疑問は、情報処理能力の上限があるのはなぜか、ではなく、そもそもなぜこの能力が進化してきたのかということだ。今日のデジタル情報時代にあってわれわれは、あらゆる能力をさらにもっともっとと求めるが、われわれがもって生まれてきた脳は、発生的にいえば、4万年ほど前に現れたクロマニヨン人の脳とさほど変わらないままなのだ。これはどういうことなのだろうか。

7 ウォーレスのパラドックス

1858年チャールス・ダーウィンはアルフレッド・R・ウォーレスと名乗る若い探検家から手紙を受け取った。そのなかで、ウォーレスは種の起源についての考えを述べていた。ウォーレスは、その考えをダーウィンとはまったく独立に、マレーシア群島の小島にマラリア熱で病床に伏している間に考えついたのだった。ダーウィンはまだ出版していない自分の理論と似ていることに衝撃を受けた。ウォーレスからの手紙はダーウィン自身が自分の原稿を早く出版することを促し、本は翌年出版された。

ウォーレスとダーウィンは、進化についての考えを数年間にわたって交換しあった。多くの点で両者の意見は同じだったが、理論のある点については一致しなかった。注目すべきは、ウォーレスが適応——進化は種がその生きている環境への生存のための最適適応によって促される——という以外のいかなる原理も、決して受け入れなかった点だ。

ダーウィンは他の可能性についても提案した。その1つが性選択である。これによってある特定の種の特徴は、直接の生存的価値のためではなく、交尾機会を強化するため進化する。クジャクの尾が性選択のいい例である。尾は進化の過程で発展してきたが、尾は飛んだり、子どもに乳を与えるのには役立たないので、クジャクが生きる環境に適応しているわけではない。唯一の利点は、雌のクジャクが尾の装飾的なかざりを好むからだというところにある。着飾ったクジャクはそうでないクジャクより子孫を多く残すことができるのだ。したがって、より大きくより美しい尾に向けて進化が起こった。

人類のもつ大きな適応性にかんしてウォーレスが直面した最大の難問は、脳の進化だった。多くの点でウォーレスは、彼の時代としては独自な存在だった。なぜなら彼は、原始社会の人々の脳は、当代のヨーロッパの哲学者や数学者より劣っているところはまったくないと考えたからだ。彼は脳の大きさの比較をもとにそう主張したのだが、この考え方は、原始社会の人々の、シンプルな暮らしと合わないように思える。進化はいかにして、原始社会の人々にこのような大きな知的能力を与えることができたのだろうか？　ウォーレス自身はこう述べている。

原始人の狭く限られた精神的発達のためには、ゴリラの脳より1倍半ほど大きい脳があれば十分だろう。したがって、われわれは彼らが現にもっている大きな脳は、進化の諸法則のいずれかによってのみ発達したものではありえないことを認めなくてはならない。進化の本質は、その諸法則がそれぞれの種の必要性を厳密に満たして一定水準の体制を形成してゆくことにある。決して必要性を超えることはない（グールド『パンダの親指』（上）櫻町翠軒訳、早川書房、1996年、76ページより引用。訳書の「野蛮人」は「原始人」に修正した）。

ウォーレスはこのパラドックスを解くことはできず、その説明を神の仲裁に訴えざるを得なかった。神によって創造された脳は別として、惑星のすべての生物は自然選択と適応の結果進化したと信じた。そのとき以来科学者は、神に頼る前に考慮すべき、代案を発展させてきた。

■ワーキングメモリの進化

時間経過に沿って生じたわずかな遺伝的変化にもかかわらず、クロマニヨン人と現代人の脳の類似性はその違いよりはるかに大きい。脳の大きさは4万年の間変化がないし、進化の時間軸上の最終端で生まれた技術的・文化的な進化は、わずかな遺伝的変化で説明することはできない。もし、人類が今もっている能力を特殊環境への適応の結果と考えれば、時間の霧の中を振り返らねばならない。

4万年前に何が起こったかを考えると、議論はどうしてもあいまいになる。ワーキングメモリ

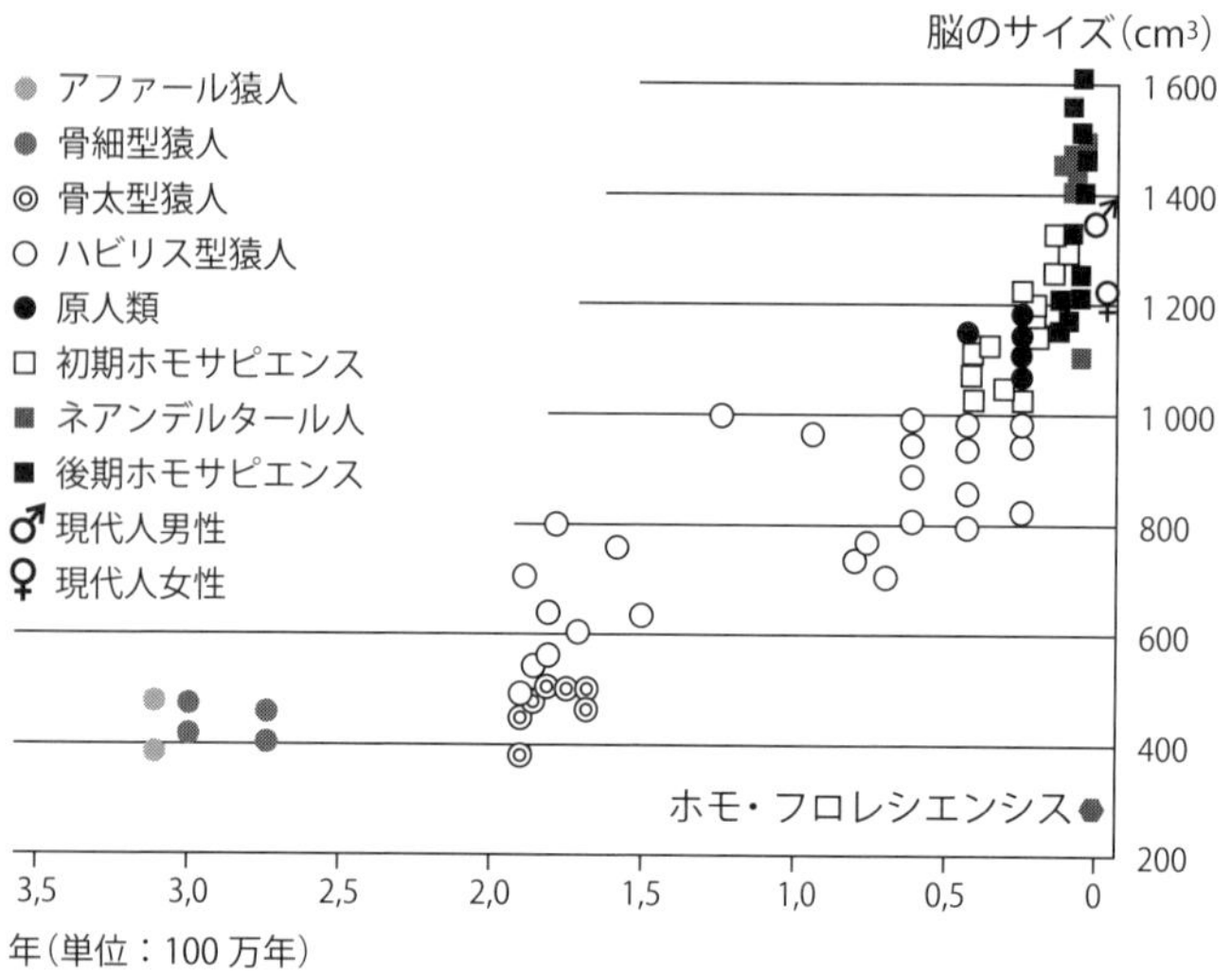

図 7-1　初期原人と現代人の脳のサイズ（Dunbar, 1996 より）

の進化について、文献を集めることも不可能だ。だから、ここでは議論を少し拡大して、知性の発達の理論一般について述べたい。そしてそれらの理論がどの程度、ワーキングメモリに適用できるかを考えたい。

認知能力がなぜ発達したのかについて一般に認められている推論は、それが社会的相互作用にとって必要だったというものだ。ダーウィンでさえ、人間の知性が集団生活への適応の結果進化したと考えた。リバプール大学の進化心理学者ロビン・ダンバーもまた、霊長類の脳全体のサイズに対する皮質のサイズは、その動物が自然に集まる集団のサイズに比例することを示した。皮質が大きくなると社会集団のサイズも大きくなるのだ。もし、この法則が人間にも適用されるなら、およそ150人の自然の社会集団を示唆することになる。150人というのは、集団狩猟時代の集団や族がどのくらいのサイズであったかという推定と一致するように思われる。もっとも当時の人々はそれ以外の大部分の時間はもっと小さい集団で暮らしていたかもしれない。

しかし実のところ、社会的交流にどのくらいのワーキングメモリが必要だろうか？　他者とその利益をめぐる相互交渉をするため、あるいは「彼がこう思っていると私が思っていると彼は思っている……」といったように他者の心を推測して、集団内の他者から食べ物や伴侶を盗むといったことを想定するとわかりやすい。これは、非常に込み入ったゲームになりうる。セントアンドリュース大学の心理学者リチャード・バーンとアンドリュー・ウィッテンは、脳発達における社会ゲームの役割についての理論を考え、「マキャベリ的知性」という言葉を作った。マキャベリはルネサンス期のイタリアの作家・政治思想家で、心的操作によって人々を支配する方法を説いた人だ。マキャベリ的知性をもつ人は、チェスのプレイヤーがチェス盤を注視し、ゲームで取り得るあらゆるプランと予測を考えるのと同じやり方で、自分が置かれた社会環境を見つめる。

知性とワーキングメモリの発達のもう1つの可能性のある理由は、言語の発達である。言語は、われわれが表現したい何についてであれ、それをシンボリックに表すことを要求する。さらに文を理解するには、文のさまざまな部分を一緒にして保持できなければならない。だから、ワーキングメモリ能力が読みによる理解と高い相関をもつことは驚くにあたらない。おそらく、言語の発達が4万年前の技術的革命を導いたと十分考えられる。この進化のスパートの末に生まれ出たものの1つが、南西フランスのクロマニヨン人の洞窟に見られる原始絵画であった。そこには、工夫された釣り針やヤスなどの道具が見られ、さらに表象的な人工物が描かれている。

言語の使用とともに、初期の原人はプランし、協調し、言語の使用以前には不可能であった知識の伝達ができるようになった。原始人たちがその周囲に形成したより複雑な環境は、もっと複雑な言語の発達を促した。『ヒトはいかにして人となったか――言語と脳の共進化』と題する本で、テランス・ディーコンは、言語が技術と文化のフィードバックのプロセスで進化したと論じる。

一方ダンバーは、どのように言語が社会環境や拡大されたコミュニティーと手に手を取って発達したかを強調している。集団生活は友情の維持を求めるが、チンパンジーのコロニーでは、互いにノミを取り合うことでこれが維持される。しかし、一定の集団サイズを超えると、毛づくろいはもはや頼りになるオプションではなくなる。ダンバーが示唆したのは言語、あるいはむしろ「ゴシップ」であり、これがかつてのノミ取りの機能を果たし、言語の第1の目的は社会的きずなだったという。さらに、発展するために大きな数の成員を得るために大きな集団が必要となり、言語を育んだ。したがって、言語は拡大するコミュニティーの結果であり、また前提条件なのだ。

知性の発展についてもう1つの意表をつく説明は、性選択だ。知性は生存とかかわる価値をもつこととは関係なく、異なる性に自己を印象づけ、自己の遺伝子が優れていることを誇示する必要性から進化した。これはクジャクの尾の美しいが生存の役には立たない羽の例と同じである。これはニューメキシコ大学の進化心理学者ジョフリー・ミラーが主張している理論で、彼はさらに特段の生存的価値のないような活動、たとえばダンス、音楽や芸術も、異性に対する知性や遺伝的優勢を誇示する目的で発展してきたという。ミラーはまた、このように考えると、多くの若者がロックスターを夢見る理由が見えてくるという。

■副産物としての知性

原始時代の人類の生き方についての推測から心的能力を理解しようとする試みは、想像力に訴えるし、また想像力をかきたてもする。スティーブン・ピンカーの著作のおかげもあって、近年進化心理学は大いに人気を博するようになった。この種の理論の問題は、事実上証明することも反証することもできないことである。先史時代の社会についてわれわれが知っていることは、石器や骨から学んだことにすぎない。彼らの会話や思考についてはもちろん、彼らが社会をどう形成していたのかについても、われわれは何も知らない。むろん、仮定のもとで好きな結論を導くことはできようが、それは仮定にすぎない。たしかに、社会ゲームはワーキングメモリを要すると考えることはできる。しかし、20万年とか4万年前の社会の複雑性を、どうやって定量化できるだろうか？　言語的コミュニケーションはワーキングメモリを要するが、後期旧石器時代の会話はどれだけ複雑だったのだろうか？

古生物学者で進化についての理論家でもあるスティーヴン・ジェイ・グールドは、進化心理学に激しい攻撃を加えている。彼の指摘の1つは、進化心理学の理論は人間の発達についていろいろな解釈をするが、その解釈の多くは恣意的な仮説に基づいているというものだ。進化心理学がもつ問題点は、グールドが見るところ、適応への信頼に凝り固まっている点だ。すなわち、われわれが先天的にもっているすべての能力は、人類の幼少期に特異な要求に最適に適応することによって形成された道具の集合であるという仮説である。これはまさに、ウォーレスが彼のパラドックスに陥った考えである。グールドによれば、これは論理的な誤謬であり、ダーウィンでさえ、適応が種の進化を促す唯一のメカニズムだとは言っていないのだ。

性選択による進化は、進化はもっぱら適応によるという考えに対する対案の1つである。グールドはまた、次のような可能性にも言及する。進化の一時期に固有の機能を満たすようになった器官が、次の時期には別の目的で使われるようになるというのだ。身体もまた進化による副産物に満ちており、それらの副産物は、それが現れたときには機能的ではなかったかもしれず、その代わり維持するのにも、それほどコストを必要としなかったのかもしれない。たとえば、ある遺伝子の突然変異は1つでなく、いくつかの変化をもたらすことが知られている。もしこれらの変化の1つが生存価値をもち、他の変化は生存に対して中立であったなら、単純にそれらが同じ突然変異によるという理由で、変化の全体が保持されるだろう。

グールドは、オスの乳首からパンダの親指まで、多くの発達的あるいは進化的な副産物の例をあげている。パンダの親指は、橈骨《とうこつ》の種子骨と呼ばれるパンダの手にくっついた小さな骨である。人間では、マメより小さいが、パンダの場合、もう1本の親指のように見えるまでに発達している。この親指でパンダは竹の葉っぱや筍の新芽をむいたりする。パンダは短いけれど足指にも同じような種子骨をもっている。こっちの骨は、特段の役割をもっていない。2つのこぶの進化はリンクしており、同じ遺伝子の突然変異が手足という両端において種子骨の成長を引き起こしたと見られる。この突然変異のうち、手のほうに起こったものは機能をもち、そのため双方の変異が保持されたのだ。足のほうの突然変異は、機能をもたない進化による変異であり、副産物といえる。だから、双方の器官がある機能を果たすために完全に進化してきたと考えるのは間違いだし、進化史のなかでその機能を探すのも間違いなのだ。身体は非進化的な現象に満ちていると

グールドは言うが、おそらく脳以上にそのような器官はないだろう。その一例は、皮質のうちの、高度に特化された読みにかかわる領域である。この領域は、人類の進化において、文章への最適な適応の結果として進化することなどありえなかったのだ。

脳については、遺伝子の突然変異が、皮質のいくつかの領域の過剰な発達を引き起こしたのかもしれない。生じたことのすべては、ある目的のために用いられた皮質のある領域が、進化の特定の時期に変化に対してより大きな生存価値をもたらし、保持されてきたのであろう。同じ遺伝

子の突然変異により影響を受けた他の領域がその役割を果たすには、その後何千年も待たねばならなかった。

グールドの進化理論への批判は、私を含む多くの科学的な疑いをもっていた人々に訴えるものであった。脳が副産物に満ちているという考えは、また思いもよらない可能性をもつということでもあり、すばらしい考えである。

要約すると、進化心理学的な理論は、知性の発達や、おそらくはワーキングメモリも、社会環境、言語や複雑な文化の発展によるとする。もう1つの理論は、それらを性選択の結果や副産物であるとする。もちろん、これらの異なる考えを結びつけることも可能である。

進化は、ワーキングメモリにシンボリックな表象を保持し、それを操作できる脳の領域をもたらしたと言ってもいいかもしれない。そのような脳領域の1つが、かつて生存価値をもっていたのであろう。それが言葉を学習したり、社会的状況を扱う可能性をもたらしたのだ。もしこの領域がマルチモーダルであり、言語的であっても視覚的であっても、ワーキングメモリにシンボリックな表象を保持できたのなら、この同じ脳の領域を獲物をとらえる新たなワナを工夫することに用いることができるようになり、数千年ののちに、微分方程式を解いたり、レーヴン・マトリックス検査を解く能力をもつに至ったのだろう。

仮に、厳密に進化の適応理論の立場をとり、ワーキングメモリを、4万年前に生きていた環境の特殊な要求に遺伝的に適応する道具として見るならば、われわれが今日直面している複雑化し要求も高度化した環境に対処できないだろう。これはウォーレスのパラドックスの、石器時代の脳が情報の洪水に出会うときに何が起こるのか、という問題に対する答えだ。このパラドックスから逃れる1つの方法は、われわれの心的能力が副産物として、あるいは性選択を通して発達したと考え、人類の発達の初期のどこかの段階で、大きな能力を得たと想定することである。

もう1つの可能性は——そして思いもよらない可能性を秘めているのは——脳の可塑性である。遺伝的にいえば、われわれはクロマニヨン人にとほぼ同等だが、脳の能力はどれほど生まれつきで、どれほど育ちなのだろうか？　どの程度、生まれついたときから道具は揃っているのだろうか？　そしてどの程度、生まれた後で道具を作り出すことができるのだろうか？

8 脳の可塑性

前章では、ワーキングメモリ能力とかかわる重要な脳領域がどこかを確認し、それを脳のマップ上に描いてみた。認知神経科学は、新たな脳イメージング装置の進歩によって1990年代に爆発的に流行した。まさにこの種のマッピングが探求され、脳の異なる領域が異なるはたらきをもつことが調べられた。ときに科学にケチをつける人々もいて、現代版の骨相学だと中傷されることもあった。骨相学というのは19世紀に流行した疑似学問で、頭蓋骨の凹凸の印象を人間の性格と関連づけたのであるが、骨相学者は非科学的であったのみならず、彼らの頭蓋骨の測定が20世紀の人種生物学を導く結果になってしまった。

だがこのような骨相学との関係づけは、あまりに単純である。バーノン・マウントキャスルは20世紀の偉大な神経科学者の1人で、彼自身脳イメージングの研究に従事したことはなかったが、骨相学に理解も示している。彼が言うには、骨相学には2つの仮定がある。1つは、異なる機能

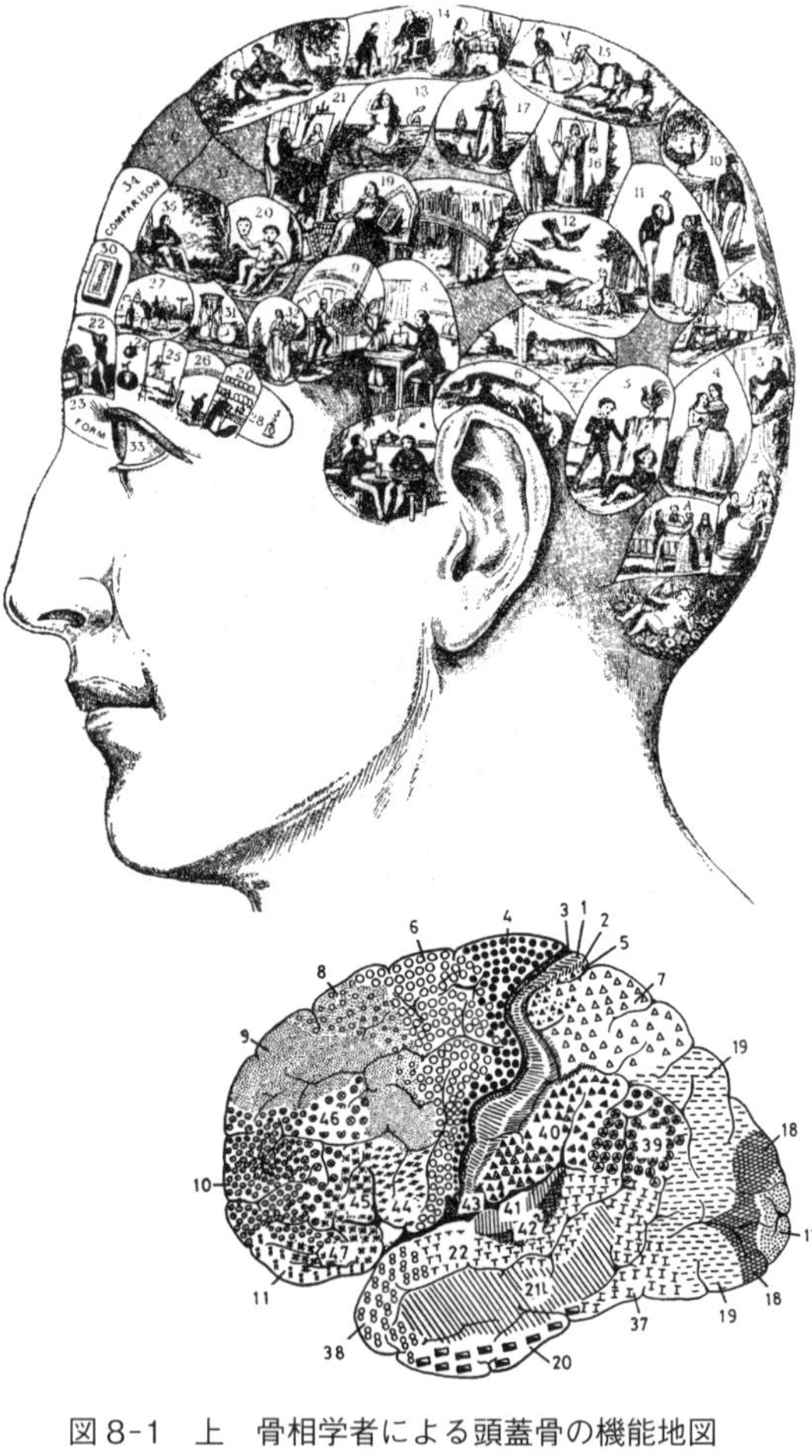

図8-1　上　骨相学者による頭蓋骨の機能地図
　　　　下　コルビニアン・ブロードマンの脳の組織モデル

ニューロンの構造の相違に基づき20世紀初頭に考案されたが、現在も脳の場所の名称として用いられている（下）。

は異なる脳領域とかかわるということ、2つ目は、これらの領域の機能は頭蓋骨の形状から考えられるという仮定である。2つ目の仮定はまさにナンセンスだが、最初の仮定は正しいことが明らかとなり、理論的にも重要なポイントである。

機能の局在を最初に示した研究は、フランスの神経学者ポール・ブローカだった。ブローカは突然しゃべれなくなった患者を診ていたが、その患者が亡くなってから、脳を剖検したところ、左の前頭葉に損傷を見出した。これが脳の特定領域と心の機能のかかわりを示した最初のケースだった。

1900年代の初期、コルビニアン・ブロードマンは神経細胞の構造が脳の領域によって違うことを見出し、初めて脳の地図を描いた。この地図は52の異なる領域に分割され、彼の命名法は現在も使われている。

PETやfMRIの装置は機能的な局所解剖学の大きな進展を促した。神経科学者は1つの領域に1つの機能という多少単純化された考えにとらわれすぎた。むしろ、それぞれの機能は諸領域のネットワークと関連しており、1つの同じ領域が複数のネットワークに含まれることがあると思われる。一方、脳地図の調査は続いているが、この局所解剖学的なものの見方には、一種の動きのとれない不変性がある。地図には不変のものが表され、そこにに山や川が描かれる。脳の地図が移動し変化することに注目した研究が始まったのは、ごく最近のことである。

■脳地図はどのように書き換えられるか

脳は変化しやすいという考えは新しいものではないし、実際に変化しやすい。水曜日には「顕花植物」という単語の意味を知らなかった女生徒が、家に帰って勉強し、次の日には知っていたら、彼女の脳は一日で少し変わったといえる。（カンニングのメモは別にして）情報を記録する場所は、脳の他にどこにもないのだ。いつ、どこでどのように脳が変わるのかは興味あるところだ。

前の章でも述べたが、どのように脳の機能地図が描き直されるのかについての知識の大部分は、脳への情報入力が遮断されたときの研究から得られたものだ。身体の一部を失うと、脳の感覚領はもはや対応した身体からの情報を受け取ることができなくなるが、そのとき、脳の隣接領域がこの領域に侵入してくる。もし人差し指がなくなると、その新皮質の対応領域には人差し指からの情報が送られなくなる。するとこの領域は縮みはじめるが、一方中指からの情報を受け取る隣接領域は拡大しはじめるのだ。

これは神経細胞が別の場所に移動するということではない。また、脳のある場所に新しいニューロンが形成されるということもたしかに可能だが、新皮質のこの領域で新細胞が機能をもつようになるということはまだ誰も示していない。最初に起こるのは、小さなプロセスが形成されたり消失したりすることに伴う、神経細胞の構造の変化である。この変化を担っているのはシナプスであり、シナプスは隣接した細胞との接触を媒介している。プロセスとシナプスの変化は、対応した細胞の機能の変化をもたらす。脳を鳥瞰的に眺めると、もともと人差し指から感覚情報を受け取っていた脳領域は、今度は中指からの感覚情報によって活性化されているかもしれない。つまり脳の地図は書き換えられたのだ。

点字を読むとき、盲人の視覚皮質が活動するのも同じメカニズムによると思われる。しかし、盲人が点字を読むとき視覚皮質が活性化するという事実は、必ずしも、盲人が点字の感覚情報を分析するために、視覚領域を利用していることを示すとはいえない。このような状況下で視覚領域が何をやっているのかは、十分理解されているとはいえない。盲人の視覚皮質は、何らかの無意識的な視覚化によって活性化されたのかもしれない。

ここで基本的な問題は、脳のいろいろな領域が実際にどのくらい変わりやすいのかである。個々の脳領域は生まれて以来、固有のはたらきをもつようプログラムされているのだろうか、それとも、受け取る刺激によってそのはたらきが決まるのであろうか？　遺伝か環境か、あるいは生まれか育ちか？　この議論に面白い貢献をしたのが、マサチューセッツ工科大学のミガンカ・スーのグループである。彼らが動物実験で脳に視覚情報を送る神経を聴覚領に信号を送るようにつなぎ変えると、聴覚領の再組織化が起こり、視覚領と同じはたらきをするようになった。視覚への入力信号が実際に利用され、動物が動き回るときに聴覚領が見るというはたらきを果たしたのだ。誰も、これが生まれなのか育ちなのかを断定することはできないが、スーたちの実験結果は、脳が組織化されるにあたって感覚刺激がいかに重要であるかを示しており、環境というものの重要性を認識させるものだ。

■刺激の効用

このような例は、脳への入力情報を剥脱しそのはたらきが消滅したとき、脳の地図がどのように再構成されるかを示している。一方、ちがうタイプの脳の変化もあり、これは刺激効果を高めることによって引き起こされる。これは特定の能力が計画的に訓練されたときなどに生じる。このタイプの可塑性の理解は1990年代に進んだもので、現在でも比較的新しい知見である。

一例をあげよう。音のピッチの違いを検出する能力がどのように訓練できるかである。霊長類に2つの連続した音を聞かせ、それらが同じピッチかどうかをボタン押しで反応させるように訓練する。カリフォルニア大学サンフランシスコ校のグレッグ・レカンゾーンとマイケル・メルツニッヒの実験によると、最初サルは2つの音が大きく違うときにのみ反応したが、一週間にわたり何百回も続けると、検出の成績は次第に上がり、わずかな差でも聞き分けることができるようになった。検出実験中に一次聴覚領のどの神経細胞が活動したかを調べたところ、検出ではたらいた脳の細胞数はずっと多くなっており、その皮質での面積が、コントロール条件のサルより大きくなっていることがわかった。

　サルが特殊な前肢運動を行うように学習させる場合についても、同様の実験がなされている。簡単な課題で数週間にわたって器用になるよう訓練すると、対応する指の運動皮質が拡大したことがわかった。このような結果は、固有のはたらきに局在化された地図は、かなり変化するということを示している。

■音楽とジャグリング

　長期にわたる楽器練習で脳が受ける影響についてもいくつか研究があるので、紹介しよう。興味深いのは、運動技能とかかわる訓練で変化が観察されており、たとえば、一般の人々と比べて弦楽器奏者の左手からの感覚入力を受け取る皮質領域は大きい。カロリンスカ研究所のサラ・ベンソンとフレデリック・ウレンによれば、ピアニストは運動にかかわる信号を送る白質経路がよく発達しているという。楽器を演奏している期間が長いほど、よく発達しているのだ。

　とはいっても、楽器演奏の熟練が脳に及ぼす影響はかなり長期にわたる。もっと短期間の訓練の効果はどうだろうか？　ある実験では、被験者は特殊な指の動きのシークエンスを訓練した。

たとえば、中指－小指－薬指－中指－人差し指などの順で動かすのだ。最初は、学習曲線は浅くエラーも多いが、10日も練習を重ねると、彼らはそのシークエンスを素早く完全に再現できるようになる。筋肉をコントロールしている一次運動野の活動の増加とも一致する。

もうひとつ人間の脳の可塑性の問題についてよく引き合いに出されるのが、本書の序章で述べたジャグリングについての研究である。練習を始めてわずか3ヵ月で、後頭葉の一部の体積が影響を受けたのだ。訓練が短期間であっても、脳の変化は磁気共鳴画像のスキャナーで十分測定できる程度に大きいということだ。受け身の場合の変化は退化に向かうこともあり、脳の可塑性は両刃の剣といえる。

■「使う」と「何」が鍛えられるのか？

ジャグリングや楽器奏者の例のように、訓練による脳の可塑性の研究は、少なくとも脳の研究者や心理学者にとって、紋切り型の原則、「使え、でなければ失う」を確認しているようにも思える。だが、脳の変化はそれがどのように使われるかによっており、一般化することには慎重であるべきだ。まず疑問に思わねばならないのは、「使う」という言葉の意味することは何かということだ。あらゆる活動について同じように考えてよいのだろうか？　身体のアナロジーで言えば、活動することは一般的に良いことだ。骨折して足にギプスをはめれば、足の筋肉は衰える。同時に、オフィスにいるとき毎日使う足の筋肉の使用と、ジムでレッグプレスを使って太股の筋肉を鍛える場合には違いがある。どのようなタイプ、強さ、そして長さの心的な訓練が本当に効果を上げるのだろうか？　だらだらした使い方と、集中的な訓練の間には大きな差異があるだろう。

思い出してほしいのは、「使え、でなければ失う」という原則は脳全体に適用されるのではなく、脳の特定の領域と機能についてなのだ。2つの音のピッチの弁別訓練なら、変化するのは側頭葉の聴覚領であり、前頭葉や後頭葉ではない。再び、体の運動についても同じことがいえる。重いダンベルをもちながら右腕を開いたり曲げたりすれば、右腕の二頭筋を鍛えることができる。ただし、ダンベルの重さが十分重く、運動を十分繰り返し、かつ数週間にわたって続けるならばだ。とはいっても、この運動が「体を鍛える」とか「体に良い」というなら、それは誤解を招くあいまいな表現だ。

弦楽器奏者が運指の訓練で拡大されるのは左手を表現する感覚皮質であり、右手に対応した感覚皮質ではない。ジャグリングの訓練の場合は、運動を視覚的に知覚する脳の領域だ。

「使え、でなければ失う」の一般的解釈は、「……は脳にとって良い」ということだ。しかし、特定の活動を訓練することが脳に一定の影響を及ぼすという事実は、その活動が脳に全般的な訓練をほどこすことを意味するわけではないし、一般的な心的能力を高めるということでもない。

特定の機能は、特定の領域を発達させる。

前章では、石器時代の脳がどのように情報の洪水を処理するかというパラドックスに対して、可能な解決を示唆した。すなわち、脳はそのおかれる環境に順応し、環境に伴う大きな要求にも適応できるということだ。本章では、脳がどのように環境に適応し、訓練によって形成されうるかについて多くの例を見てきた。ワーキングメモリの能力と深く関連する脳領域を含めて、前頭葉や頭頂葉にもまた可塑性があることを否定する理由はない。したがって、ワーキングメモリを発達させることは、理論的には可能である。特殊な環境に順応して生きる場合のように、可塑性が受動的に生じることがある一方、特定機能の能動的で集中的な訓練によっても変化させることが可能なはずだ。

脳を鍛えようと思えば、そのはたらきと領域を選ばねばならない。たとえば、ジャグリングとかかわる領域を鍛えても毎日の生活にはさほどの値打ちはないだろうから、もっと一般的な機能をもつ領域を鍛えることが時間を有効に使うことになろう。頭頂葉や前頭葉の一定の領域は1つの感覚刺激とかかわるというよりマルチモーダルであり、聴覚と視覚の双方がかかわるワーキングメモリ課題を遂行するときに活性化される。マルチモーダル領域を訓練するほうが、シングルモーダル領域——たとえば聴覚のみ——を訓練するより有効そうだ。そして、このような重要領域は、想起したり、問題を解決する際の能力を制限するという役割を果たしていると思われる。訓練によってこのボトルネックとなっている領域をうまく鍛えることができれば、多くの心の機能にとって有益だが、そのようなことは可能だろうか？　もし挑戦したら、注目に値するような訓練効果はどのような人々に現れるのだろうか？　ワーキングメモリ能力にかかわる最も深刻な日常生活での問題は、どこにあるのだろうか？

9 注意欠陥多動性障害は存在するか？

あふれる情報、求められる情報の同時的な処理の必要、速度、さらに注意散漫など、情報社会における圧力は、多くの人々にあたかも一種の注意欠陥障害にかかっているかのように感じさせてしまう。すでに見てきたように、われわれの周りを取り囲むこういう困難は、ワーキングメモリのはたらきと直接的に結びついている。本章では深刻な注意困難をもつ人々について詳しく観察し、彼らの問題もやはりワーキングメモリとかかわっているのかどうかについて見てゆこう。

リサは会合に遅れてくる常習犯だ。彼女は最近ＰＤＡを買った。今日なすべきことやスケジュールを書き込んだり、さらにメモなど何でも書き込める小型の電子メモ帳のようなものだ。ＰＤＡは、会合の準備をするなど、いつ何をなすべきかをビープ音で知らせてくれる。にもかかわらず、リサはちょっとした細部が気にかかったり、衝動的に行動したり、注意散漫だったりで、うまく自分をコントロールできない。たとえば、突然、電話をかけることを思い出し、目前に迫った会合で配る書類をまとめるのを忘れたりする。植物がちょっとしおれているように見えると水をやらなきゃという衝動を抑えられない。また、昼食時コーヒーカップを持ったまま食堂に行き、そこに何をしに来たのかを忘れて、心に浮かんだことについて同僚と話しはじめるしまつだ。結局、なんとか会合に間にあわせようとあわてて書類を準備することになる。さらに、時間通りに子どもを保育園に迎えに行くことを忘れるのもしょっちゅうだ。

リサが言うには、問題は世の中があまりに早く動くことにある。しかし、早く動きすぎるのは彼女の頭の中のほうなのだ。世の中はなすべき細かい事柄でいっぱいで、うまく段取りしたり、優先順位をつけたり、しばらく憶えておいてできるときまで置いておくということは、リサの能力を超えているのだ。

リサはこの問題に対処するため、ある手段をとった。仕事を手伝ってくれるアシスタントを雇ったのだ。同時に世の中がもう少しゆっくり動いている、と感じられるような効果を期待できる薬物治療を受けはじめた。これら薬物は一種の心的な目隠しで、彼女自身では抑えることができない次々押し寄せる細かい事柄や衝動が視野に入らないようにする。

多かれ少なかれ、われわれは注意欠陥をまぬがれない。集中力は一日の時間によって変わるし、睡眠不足、ストレス、病気や年齢の影響も受ける。しかし、まさにこの問題を名前にした診断名がある。注意欠陥多動症（ＡＤＨＤ：Attention Deficit Hyperactivity Disorder）である。この病名が上に述べた仮想のリサの診断名である。ＡＤＨＤの症状は18の基準によって診断される。そのうちの９つは注意とかかわり、残りの９つは衝動性と多動性にかかわる。注意とかかわる９つの基準のうち６つの症状が当てはまる人は、ＡＤＨＤの不注意優勢型にあたり、注意欠陥症（ＡＤＤ：Attention Deficit Disorder）と呼ばれることもある。さらに、多動・衝動の９つの基準のうちの６つを満たす人は、ＡＤＨＤの混合型タイプと呼ばれる。多動性についてはひとまずおいて、まず注意集中の困難という症状について詳しく見てみよう。以下は医者が注意欠陥と診断をする場合の診断ガイドの基準である。

１　学業、仕事、その他の活動において、綿密に注意することができない、または不注意な過ちをおかす
２　課題または遊びの活動で注意を持続することが困難である
３　直接話しかけられた時に聞いていないように見る
４　指示に従えず、学業や職場での義務をやり遂げることができない
５　課題や活動を順序だてることが困難である
６　精神的努力の持続を要する課題に従事することを避ける、嫌う、またはいやいや行う
７　課題や活動に必要な物を紛失する
８　外部からの刺激によって容易に注意をそらされる
９　毎日の日課を忘れてしまう

以上の基準が示すように、ＡＤＨＤの診断は主に子どもに関するものであるが、子どものときこの症状のある人の半数は、大人になってもその傾向が続くことが多い。特に、注意散漫の症状についてはそれがいえる。一方、多動性は大人になると消えることが多い。多くの研究者は、ＡＤＤ傾向をもつＡＤＨＤを他のＡＤＨＤから区別して独立の診断とすべきだと考えている。

大衆的な科学本、ウェブやオンラインのニュースグループなど、最近大人のＡＤＨＤあるいはＡＤＤが注目されるようになってきた。もっとわかりやすいＡＤＤの定義をコンピュサーブ（CompuServe）のＡＤＤフォーラム（インターネット・ニュースグループのＡＤＤサイト）などで見ることもできる。それらによれば、「次のような経験があるなら、あなたはＡＤＤである……」。

・友人宅に子どもを迎えにゆくが、友人の家を見つけられず、子どもをつれずに自宅に帰ってしまう。
・なべの水が沸騰した後、こげた臭いに気づき、再び水を入れ直すが、30分後にもう一度同じことを繰り返す。
・何か尋ねようと携帯で友人に話しかけるが、応答があるまでの間に、自分が何を尋ねたかったのか忘れてしまう。
・何かを取りに寝室に行くが、寝室に入ると何を取りにきたのか忘れている。

・朝、電子レンジに食べ物を見つけるが、それは昨夜、何かに気を取られて取り出すのを忘れていたものだった。
・会議に遅れずに出席したのは良かったが、それは時間を標準時に針を戻すのを忘れていたからだった。
・誰かに紹介されるが、2秒後には相手の名前を忘れている。
・芝生の散水機を止めるのを忘れたと思い、仕事を早目に終えて家に戻るが、散水機を開くことさえ忘れていたことに気づく。
・やるべき仕事を思い出すのだが、仕事に必要な道具を集め終えたとき、すでにそれをやり終えたことを忘れていたことに気づく。
・薬を飲む必要があり、錠剤と水を入れたコップを持ってそこにいるのだが、錠剤は口に入れず手にもったままで、水だけを全部飲みほしてしまう。

■ADHDとは何か

9つの恣意的かつあいまいに定められたチェックリストをもとに医学的診断を行うのは馬鹿げているという反対意見も、もっともだ。このような基準を集めて診断に使うのはやや恣意的なところがある。だが、似たことはあらゆる精神医学の診断についていえる。うつ、統合失調症やそううつなどはすべて、この種の基準を一定数満たすことで定義されている。精神医学的診断にかかわるもう1つの重要な基準は、診断を受けた人がふつうの生活を送ることを妨げている、ということである。誰しも少しばかり意気消沈することはあるが、うつ状態になって朝起きられないとか、自殺を思いつくなどといったことはない。こういう状態になったら、セラピストや医者の助けが必要だ。医者の助けが必要な程度かどうかについて、セラピストは診断リストを使う。客観的な基準ではないかもしれないが、これは現在使えるベストのリストなのである。

では、症状の数についてはどうだろうか？　5つの徴候なら健康でも、6つの徴候に該当するなら病気なのだろうか？　**診断**という言葉自体が、健康か病気かという白黒の二分法をイメージさせる。医者が患者に薬を処方するかしないかを決める場合、診断をイエスかノーに決める必要がある。しかし、科学的な見方では、徴候の程度は正規分布の中で位置づけられるべきだ。たとえば、注意欠陥の人々が健康な集団とは別の場所に、別個のグループとして存在すると考えるより、むしろ程度の差と考えるべきなのだ。たとえば、血圧が正規分布することを思い出せばよい。高い血圧は心臓血管病の原因となり、薬物治療が有効となる。このグループを定義するには、基準となる閾値が必要だ。観察された値が閾値より高い人が、高血圧と診断される。**病気**と**健康**といった言葉の意味も、正規分布する徴候群とみなしたとき、意味は異なってくる。

では、ＡＤＨＤにかかわるリスクは何だろうか。ＡＤＨＤの子どもは学校で問題を起こすことがある。おとなしく座っていることができない、宿題をやってこない、勉強すべきことを学べないなどだ。彼らの注意の障害は大人になっても続き、職業訓練でも同様の問題が生じる。うまく仕事ができないため失業するリスクも高い。長期的には、麻薬の乱用などに溺れる危険性もある。

ADHDについては論議すべき多くの興味ある問題がある。1つはその病因の多様性である。たとえば、ADHDと診断されたグループの人々は、いくつかの違った症候群をもつことが多い。ADHDを形成する因子は1つの遺伝でもなく、1つの神経伝達物質でもなく、特定の脳の部位でもないということは、科学者の一致した見方だ。だとすると、3つ、15、あるいは500の因子があるのだろうか？

ADHDの診断に疑問をもつ人々は、注意欠陥を環境因子のためであるとすることが多い。一方、診断する人が医者であった場合、ADHDは特定できない脳の生物的な不具合によるもので、環境の変化とは関係がないと言うだろう。だが、生物学と環境をこのように対立させなければならないのだろうか？　明らかに、ADHDは個人の能力と環境の要求の双方に起因する問題だが、同じくらい明らかなのは、これらの能力が脳にあるということだ。他のどこにあるといえるのだろうか？　だがADHDが生物的な性質をもつということが、必ずしもADHDに取り組んだり解消しようとする試みを妨げるものではないし、それは前の章で脳の可塑性についてみたのと同様だ。

アメリカでは、ある種の新興宗教がADHDの診断に反対し、薬物治療に文字通り宗教的観点から反対している。ＡＤＨＤの問題に目をつぶるこのような傾向に抗して、医者と科学者は診断の意義を主張し、薬物によって対処する権利を擁護すべく反論している。

さらに問題は、誰であれこの問題について論文を出すには、厳格な診断基準リストに従わなければならないということだ。しかし、研究の最前線にいる人々とこの問題について話すと、オフレコではあるが、ＡＤＨＤの診断法は時代遅れであり、もっと適切な評価法を見つけなければならないと言うだろう。研究を進めるには診断は重要であり、臨床にとってもやはり大切だ。しかし、ＡＤＨＤと診断されたグループはあまりに多様なので、実際には原因の探求の妨げになっている可能性もある。前進のための１つの可能な方法は、診断に代わって機能を調べることに集中することである。例をあげると、異なる心の機能を個別に調べて、それらがどのように現れ、それについて何ができるのかを理解することである。ＡＤＨＤの診断法が間違っているということではなく、研究の進展を目指すなら、多くの科学の分野と同様に、もっと正確であるべきだということだ。

さて「ＡＤＨＤは存在するか？」という疑問への答えだが、これは質問が間違っているように思われる。注意欠陥をもつ子どもや大人はいるが、これらの困難は生物学的な特徴の差異にかかわっており、その多くは遺伝的である。一卵性双生児と二卵性双生児での比較研究によれば、症状の75％は先天的な原因によっており、これは高い割合だといえる。しかし特定の症状が生物学的性質をもつからといって、単純な病気‐健康という二分法を前提とするべきではない。ちょうど血圧と同じように、相対的なものだからである。また症状が慢性的であることも意味しないし、決定論的に考えるべきでもないだろう。

■ワーキングメモリ仮説

1997年に、ADHDの指導的な研究者である心理学者ラッセル・バークレーは、ADHDはワーキングメモリの欠陥に起因しうると指摘する論文を書いた。この考えはおおむね推論のレベルにあり、実際にADHDの人々のワーキングメモリ能力を測定した研究はほとんどない。とはいっても、ADHDの注意障害とかかわる症状に注意を向けると、ワーキングメモリと注意のコントロールのはたらきを結ぶ直接的な関係が見えてくる。

基準2にある、「課題または遊びの活動で注意を持続することが困難である」という問題は、事実上注意のコントロールの定義であり、見てきたように、ワーキングメモリと重なる。注意の維持の困難は、今、何に注意を集中すべきかを意識的に保持するという問題に帰着する。

基準4、5、6は課題の教示を憶えておいたり、あるいは次に行うべき事柄をワーキングメモリに憶えておくことの困難に起因するといえる。これは明らかに、仕事を組織化することを難しくするだろう。基準8は別の刺激に注意を奪われてしまうということだが、これも見てきたようにワーキングメモリの能力とかかわっている。基準9「毎日の日課を忘れてしまう」は、ちょっとあいまいな言い回しであり、長期記憶がかかわるのかそうでないのか判然としないが、いずれにしても一種の放心状態だといえる。ワーキングメモリがすべてではないし、ＡＤＨＤの子どもがワーキングメモリの制約では説明できない問題をもつことも多い。とはいっても、ワーキングメモリとかかわる失敗は、通常注意欠陥の症状がもつきわめて多くの問題を説明できるように思われる。

バークレーの論文はワーキングメモリとＡＤＨＤについて多くの人々の関心を引きつけ、現在、ＡＤＨＤの子どもや大人で、ワーキングメモリの機能不全を示すたくさんの研究が報告されている。カロリンスカ研究所のグループによって行われたある研究では、ＡＤＨＤの子どもはワーキングメモリ能力が低いのみならず、年を経るにつれて状況がますます悪くなってゆくことが報告されている。ＡＤＨＤの子どもと対照グループの子どもの間のギャップが拡大してゆくのである。興味を引く観察ではあるが、どのように説明できるのかは明確ではない。

ワーキングメモリと注意のコントロールの間の重なりについての前の章の論議を考慮すれば、ワーキングメモリ課題がＡＤＨＤの人々にとって最も難しい課題だということが分かってもそれほど驚くことではない。さらに、ＡＤＨＤをワーキングメモリと結びつける生物学的要因がいくつかある。前頭葉や頭頂葉のワーキングメモリと深くかかわる領域は、統計的にいって、ＡＤＨＤの人々では比較的小さく、ドーパミン・システムにわずかな異常が認められるのである。ドーパミン・システムというのはワーキングメモリのはたらきに重要な役割を演じる、脳の神経伝達物質のネットワークをうごかしている。たとえば、ドーパミン・レセプターの符号化をしている遺伝子の異型（対立遺伝子）が、ＡＤＨＤの人々により共通して見られることが見出された。しかしこれも、ＡＤＨＤとそうでない人々を明確に二分するものではない。ＡＤＨＤの人々のおよそ40％に一定の遺伝子の異型が見出されるとしても、症状をもたない人には20％にしか認められないという程度の問題なのである。

■薬物と教育

ＡＤＨＤで重要なのは薬物治療であり、シナプスでのドーパミンの量を高める。こういう薬物の作用メカニズムはアンフェタミンのような覚醒剤の作用と類似しているので、中枢興奮剤とも言われる。このような薬物の効果は大きく、最も効果的な精神薬理療法の１つとされている。たった半時間のうちに子どもは沈静化し、多動性が収まり、注意を集中できるようになる。この療法の縦断的な評価によると、薬剤の使用は長期にわたるダメージを生まず、薬物依存の大きなリスクも伴わず、脳の異常な発達を伴うこともない。懐疑的な人々は、これらの評価には実際の対照グループがないし、この種の評価は10年も15年も前に処方されたずっと低い服用量のデータに基づくものだ、と主張している。懐疑的な人々はまた、最近の大規模な研究で、薬物治療には長期的な利益がないことが示されたという指摘もしている。

薬物による治療の興味ある1つの側面は、それがワーキングメモリを改善することである。錠剤を飲むと、ワーキングメモリがおよそ10%（統計的表現が好みなら、分布の標準偏差の半分程度）改善される。この効果はADHDであってもなくても同じで、アンフェタミンを少量服用したときの効果と似ている。理由はドーパミン・システムへの影響にあるように思われる。ドーパミン受容体のはたらきを阻害する薬物は、ワーキングメモリに抑制的な作用をもつ一方、受容体を興奮させる薬物はワーキングメモリの増強効果をもつ。

さて、薬物療法の代わりとなる主な方法は、両親や教師を教育して子どものADHDについて良く理解させ、子どもの行動とうまくつきあえるようにすることだ。広く行われている訓練プログラムの1つに「地域の親教育プログラム（COPE：Community Parent Education）」と呼ばれるものがあり、これはチャールズ・カニンガムによって開発された。このようなプログラムは主として、教室でおとなしく座っている、宿題をやるなどの望ましい行動に褒美を与え、摩擦を回避することに基礎を置いている。またこれらのプログラムは、子どもの反抗的な行動に対処することに主眼が置かれている。そのため、プログラムの焦点はこれらの行動の基本にある問題に取り組んだり、子どものワーキングメモリにおける困難を分析して、問題のこれらの側面について何かを試みるということにはない。

ADHDの困難を負荷と訓練の間のアンバランスとしてとらえるなら、ワーキングメモリに問題を抱える子どもには、教室でのワーキングメモリ負荷を少なくしてやるべきだ。このような考え方はごく一般的なもので、カナダではTeachADHDと呼ばれるプログラムが正式に採用され、運用されている。たとえば、教示のしかたをどのように変えればよいかについて、このプログラムでは次のように助言している。

・一度に1つの教示しかしない
・教示は短く明瞭、かつ具体的に
・大切な教示は繰り返す
・教示を視覚的に示す（たとえば、なすべき事柄のチェックリスト）

現代の教育理論のいくつかでは、子どもは小さな研究者であるべきで、自ら問題を探し出し、最終的にそれを解く知識を探すとされる。すばらしいことだ。しかし、子どものワーキングメモリ能力が弱ければ、こういう教え方は悲惨な結果を生むだろう。材料を自身で整理するためにはワーキングメモリにプランを保持している必要がある。教師が子どもにするべきことを指示するよりよほど難しい。さらに、たくさんの子どもが、それぞれに好きな課題をやっている場合、教室の騒がしさのレベルはずっと高くなる。この点を考えると、このような教え方は、単にワーキングメモリの負荷を増すだけで、ＡＤＨＤの子どもはさらに大幅に立ち遅れてしまうことになる。

右記のアドバイスはＡＤＨＤの子どもと同様に、注意のはたらきに問題をもつ大人にも当てはまる。大きな複雑な仕事を行う場合、全体の解決プランを維持することが難しい人がいる。全体のプランをいくつかの小さな具体的ステップに分けて取り出し、それらを書き出すのが有効である。この種の人々にとって、構造に文脈を与えて整理するにも援助が必要だ。非常に気が散りやすい人の場合、散らかったデスクは大きな問題だし、その上整頓をプランできない――これらはすべて、プランニングを必要とする――いつ整頓するか、どのように整理するか、どう箱に仕分けするか、ラベルをつける、フォルダーに分ける、などなどだ。そのため、彼らこそデスクをきちんと清潔にすることがいちばん必要とされるのに、混乱したままとなる。これは言い換えれば、悪循環だ。

『職場のＡＤＤ』の著者であるキャサリン・ナドーは、注意欠陥をもつ人が乱雑なオフィス環境にうまく対処するためのヒントを次のように述べている。

・多少とも仕事中に注意散漫にならない時間をもてるように、フレックス・タイムをとりたいと申し入れる
・一部の時間を家で仕事する許可を得る
・注意が散漫になることを防ぐため、ヘッドフォンや白色雑音発生機を利用する

・デスクを人々が行き交う場所とは反対側に向ける
・一定の期間、個室のオフィスや会議室を利用できるように頼む

要約すると、ADHDやADDは注意散漫の極端なケースと見なすことができ、普通の人々の場合でも、要求の多い困難な作業に従事していて、脳がワーキングメモリが対処できる容量を超えた情報の氾濫に見舞われているときに経験するものだ。「注意欠陥特性」は、まさにこの状況を表すのに作られた言葉だ。このような問題を抱える人々への主要なメッセージは、注意散漫を減じるために外部組織の助けを得ること、そして認知的に負荷を保持するというストレスを避けることだ。どちらの方略も、ワーキングメモリの負荷を軽減する。だが他に、もっといい方法はないのだろうか？　天秤皿の片方に何かをのせて、心的能力を増強することはできないのだろうか？

10 認知ジム

練習は完全を可能にする。脳の可塑性のおかげで、たとえば楽器の練習は脳の皮質領域の変化を生む。微妙な運動をコントロールしたり、楽譜を見たりするための領域だ。同じようにワーキングメモリ能力とかかわる脳の領域も、訓練できないとはいえない。それにもかかわらず、心理学者はワーキングメモリを習慣のように何か静的なもので、外部からの影響を受けないものと考えてきた。

たしかに、1970年代に学習障害の子どもを含む被験者のワーキングメモリを改善しようとするいくつかの実験的試みはあった。その1つでは、心理学者は子どもにワーキングメモリ課題を処理する方略を教えようとした。たとえば、子どもが数字を憶えるよう求められたら、数字系列の最初の数字のみを声を出さずに反復して憶え、続く数字を思い出すのはもっと受動的な記憶に頼ればよいというように教示したのである。これは数字ではうまくいったが、他の心的な課題を行うときには役立たなかった。別の言い方をすれば、特別な方略を学習しても、それが二次的な波及効果をもたらすことはなかった。

別の興味ある研究では、1人の大学生が、1日1時間、1週間に3日から5日間、少なくとも20ヵ月にわたって、読み上げられた数字を機械的に憶えた。彼のパフォーマンスはゆっくりであったが確実に上昇し、20ヵ月経過したころには79個の数字を反復記憶できるようになった。これはマジカル・ナンバー7の考えとは合わないように思われる。秘密は、彼が数字をグループ化して、それらを長期記憶の中の情報と関係づけるという方法を考え出したことにあった。彼の場合は、いろいろな運動競技の一覧的な記憶に結びつけたのだ。たとえば、3492を憶えるには、「3分49・2秒、1マイル競争の世界記録に匹敵」といった具合だ。訓練セッションの後、その日に読み上げられた数字の多くを思い出すことができた。つまり彼が使ったのは長期記憶なのだ。20分間の訓練後、文字系列のテストを受けたが、数字と違ってたった6個しか思い出すことができなかった。ワーキングメモリは改善されなかったのだ。

想起のための学習方略は、学んだ方略と密接にかかわる情報のみに有効で、それ以外の情報については特段の利点はないようである。しかし、脳の可塑性研究で使われた方法、特に霊長類で用いられた方法は、学習方略よりも繰り返しの技能学習である。脳で観察できるほどの効果をみるには、訓練は1日のセッション数と日数の両方において十分な量で行われる必要があるし、繰り返し数とその日数も重要だ。また課題は十分に難しいものである必要があり、パフォーマンスが向上したらただちに課題を難しくできるよう、難しさの程度を自動的な方法で操作できなければならない。これらの原理は、ワーキングメモリの訓練にも適用できる。

ワーキングメモリ訓練の二次的波及効果について理論的に何が予測できるだろうか？　訓練の効果は、特定の機能とその機能が対応する皮質領域に限定される。しかし、マルチモーダルなワーキングメモリ領域があるとしたら、すなわち、想起せねばならない情報とは関係のない、違うタイプのワーキングメモリ課題であっても活性化される領域があるとしたら、異なるワーキングメモリ課題の間に、少なくとももとも二次的な波及効果が望めるだろう。さらに、たとえばレーヴン・マトリックス検査を解くなどの課題のパフォーマンスでも、同じキーとなる領域が活性化されることも見てきた。だから、もしワーキングメモリ能力が改善されたなら、問題解決の作業もまさにこの領域を使うのであるから、二次的な効果が見られるはずだ。

■ロボメモ

1999年も終わろうとするころ、私はワーキングメモリを訓練するという考えに関心をもつようになった。もし実際にワーキングメモリが訓練できるなら、ワーキングメモリに問題をもつ多くの人々にとって朗報となるだろう。ワーキングメモリの改善が最も明らかに認められるのは、そういう人々だろう。特に、9章で見たように、ADHDの子どもたちが当てはまる。

だが、私の研究で用いたワーキングメモリ課題は、グリッドの中の円の位置を憶えるなど、たいへん退屈なものだった。問題は、ワーキングメモリに問題をもち、じっと座っていられない10歳の少年少女に1週間も続けて、繰り返し単調なワーキングメモリ課題の訓練を行わせるにはどうすればいいかということだった。1つの解決策は子どものコンピュータ・ゲーム好きをうまく活かすことだ。苦い薬を飲みこむとき、砂糖をまぶすのと同じである。2人のゲーム・プログラマー、ヨナス・ベックマンとデービッド・スコグルントが子ども用の、遊びながら学ぶプログラムを開発した。これは10歳から12歳用のゲームで、うまく子どもたちの興味を引きつけるかたちで課題を与えることができた。訓練プログラムに対応した数種類のボタンは、ロボットの胴体周りに取り付けられることになった。このソフトウェアは「ロボメモ」とあだ名をつけられた。

原理的に、この訓練プログラムは、われわれの研究で以前に用いたワーキングメモリ課題と同じである。呈示された刺激の位置を憶える課題や、数字や文字の列を憶える課題である。子どもたちはこのワーキングメモリ課題を1日におよそ40分受けることを繰り返すが、刺激の組み合わせは常に新しくされた。成績が上がるとすぐ難しさのレベルが上がるようにしたので、子どもたちはいつも、どれくらい情報を憶えられるかに挑戦することができた。モチベーションをさらに上げるため、子どもたちが自分の毎日の記録を競い、最高記録を更新できるように得点制を導入した。最後にわれわれは厳しい1日の作業の報酬として、その日に獲得した得点に応じて楽しむことができる遊びを用意した。

いくつものパイロット研究をしてから、ADHDの子ども14名による訓練プログラムを実際にテストした。訓練の効果を評価するにあたっていくつかの問題があった。その1つは、この分野の研究で常のことではあるが、比較する対照グループを得ることだった。患者グループの効果の有効性を確認するためだ。事前と事後に特定の機能を測定するために特定の課題を用いてテストしたとすると、得られた改善がどれほど、2回目のテストのせいだったかということだ。これは、テスト－再テスト効果として知られている。したがって、対照グループが必要なのである。対照グループとしては理想的には、ワーキングメモリの訓練とは異なる訓練課題を行わせ、プラシーボ効果（訳注：実際は薬効がない偽薬（プラシーボ）を与えても、薬だと信じ込んでいると何らかの改善が見られる効果）を除外できるようにする。

実験の対照グループには、訓練プログラムと似てはいるがもっと簡単なワーキングメモリ課題を行わせた。実験グループでは訓練課題の難しさを子どもの能力に見合うように常に調整し、5、6、あるいは7個の数を憶えるというように、変化させる手続きを採用した。一方、対照グループでは憶える数字は2個に固定した。したがって、対照グループの訓練効果は有意に小さいと期待された。それは、半ポンドのダンベルを持ち上げる訓練の効果が、筋力の限界に近い重さのダンベルを持ち上げる条件と比べてわずかであるのと同じだ。

両方のグループで、子どもたちは5週間にわたって25日間の訓練を受け、訓練の前後でさまざまなテストを受けて効果が測定された。データを分析してわかったことは、集中的な訓練を受けたグループは対照グループより課題の成績が向上したのみならず、訓練プログラムで実施された課題とは違ったワーキングメモリ課題でも、有意な改善の効果が認められたということだった。言い換えると、ワーキングメモリは訓練可能であり、訓練は二次的な波及効果をもつということだ。

この研究の1つの欠点は、被験者数が少ないという点だ。口やかましい専門家は、1つばかりの研究なら、何もないのも同様だという。これはたいていの研究者が堪え忍ばなければならない「キャッチ22」状況だ（訳注：あることをやろうとするが、妨げるものがあって堂々巡りになること。ジョーゼフ・ヘラーの小説『キャッチ22』に由来）。よく知られた警句だが、心理学者のウィリアム・ジェームズは見事にこれを表現している。「ことが新しければ、事実ではないといわれる。しばらくしてそれが真実であると明らかになれば、重要ではないといわれる。そして、その重要性が否定できなくなると、でも新しいとはいえないといわれる」。

したがって、次のわれわれの仕事は、もっと大きな集団で結果を実証することだった。それで、4つの大学病院にまたがる20数名の研究者がそれぞれ役割を分担して研究が実施された。ADHDの子ども50名が、家庭や学校でパソコンの前に座り、5週間にわたってワーキングメモリ課題の訓練を受けた。われわれが特別にデザインしたシステムで、データはすぐにインターネット経由で病院のコンピュータに集められた。したがってデータをモニターして、子どもたちがきちんと訓練をしているかどうか確認できた。プランからその後のテスト、分析まで2年間を費やしたが、最初に実施した研究を再確認することができた。つまり、訓練グループのワーキングメモリは対照グループの成績より改善されたのだ。具体的には、4×4のグリッド中の位置を思い出し、マウスのボタンを押すというような、パソコンを使ったタイプの記憶課題を行った子どもは、心理学者がトレイの上の木製のブロックを次々とランダムに指し示し、その順序を思い出させるといった、パソコンを使わないタイプの別の課題でも改善が示されたのである。

成績の改善は18%におよび、訓練後3ヵ月たって再度測定しても、その効果は維持されていた。これは、以前はワーキングメモリに7つの位置を憶えるのがせいいっぱいだった子どもが、8つまでその位置を憶えることができるようになったことを意味する。ブロックのポインティング課題での成績の改善はそれほどのことではないと思えるかもしれないが、この結果が示しているのは、ワーキングメモリが実際に訓練を通して改善されるということである。ワーキングメモリは**静的**ではなく、その容量の制約は拡張**可能**だということが示されたのである。

この方法でワーキングメモリを強化できれば、問題解決能力もまた改善されると見ていいだろうか？　これを調べるため、本書ですでに紹介したレーヴン・マトリックス検査を使って検討した。最初の小人数の子どもの実験の結果でさえ、訓練は、レーヴン・マトリックス検査の成績を有意に改善することを示した。そして、さらなる大集団での実験でもそれが再確認された。訓練グループの子どもでは再テストの結果、10%程度の有意な成績の改善が見られたが、対照グループでは２％程度の改善にすぎなかった。

われわれはまた、子どもの両親にＡＤＨＤ基準と同じレベルで子どもの日常生活の行動の評価を依頼したが、その結果、両親は子どもが集中できるようになったと判断した。これは、この研究が考えていた、ＡＤＨＤの症状とワーキングメモリの間のかかわりを確認するものと思われる。

ノートルダム大学のブラッドレー・ギブソンたちやニューヨーク医科大学のクリストファー・ルーカスたちの研究グループなど、いくつかの他の研究グループも、われわれと同様の方法を用いて同様の結果を報告しつつある。教室内で訓練を行った、ストックホルム教育研究所のカーリン・ダーリンやマット・ミルバーグも、同様の結果を確認している。この方法は、スウェーデン、ドイツ、日本、スイスや米国でも、ＡＤＨＤの子どもたちのワーキングメモリや集中力の改善の助けとして臨床場面で用いられている。

ワーキングメモリ訓練法の大規模な研究で、私の以前の学生であったカロリンスカ研究所の加齢研究センターのヘレナ・ウェスターバーグは、健常高齢者についてもワーキングメモリの改善が見られるかどうかをテストした。１００名が実験に参加したが、20～30歳の若者と60～70歳の高齢者50人ずつである。それぞれの年齢グループ内で、われわれが開発したワーキングメモリ訓練プログラムを受けるグループとプラシーボ（偽の）版のプログラム（やさしいワーキングメモリ課題）を受けるグループにランダムに分けた。参加者全員がテストの前後で神経心理学の検査を受けた。その結果、若者と高齢者の双方で、訓練グループは訓練プログラムにはなかったワーキングメモリ課題でも、次々と呈示される数字列を聞き、聞きとった最後の2つの数字を合計するなどの認知課題でも、成績に改善が認められた。参加者は日常生活での認知機能について、質問紙でも調査された。そこには「別の部屋に行って、その部屋に何をしに来たのかを忘れることがありますか?」といったワーキングメモリとかかわる質問が含まれていた。おそらく最も興味深いのは、訓練によって健常者も老若双方ともに、日常の認知的失敗や注意障害の数が有意に減少したことである。ワーキングメモリが訓練で改善されることが、この研究でも再度確認されたわけだ。さらに、高齢者でさえ効果があるということを、この研究は示した。日常生活の行動への影響からも、不注意とかかわる問題が、程度の差はあっても誰にもあり、ワーキングメモリとかかわっていることがわかる。

■訓練が脳活動にどう影響するか

次の問題は、ワーキングメモリ訓練の効果が脳活動の変化を生み出すかどうかである。5週間の認知訓練が脳のマップを塗り替えるのだろうか、もしそうなら、どの領域で生じるのか? これを調べるため、私たちはADHDではない健常成人についての研究を開始した。ADHDの子どもで使ったのと同じプログラムでワーキングメモリの訓練を行ったのだ。なぜ子どものかわりに大人を選んだのかというと、脳の活動の変化はあまりに小さいだろうから、長期にわたって多くの脳活動の記録をとらないと測定が難しいと考えたからである。子どもでは、磁気共鳴画像法のスキャンの間、動かずに横たわっている必要があるなどの厳しい条件を満たすのが難しいとも考えた。

脳活動を検討するため、最初にワーキングメモリ課題を、次にコントロール課題を行っているときの脳活動をfMRIを使って測定した。11名の脳の活動を測定し、そのうち8名が訓練期間中の別の日に5日間、磁気共鳴画像法のスキャナーでの測定に参加し、およそ40時間のデータが得られた。

数ヵ月の後、脳のどの領域が統計的に有意な変化を示したかをマップを描いて調べた。その結果、訓練は前頭葉と頭頂葉の活動を増加させたことがわかった。これは2つの理由から面白い。第1の理由は、集中的で長期的な認知訓練が、感覚や運動の効果で示されたのと同様のしかたで、脳の活動を変化させたということである。初期の研究では、音のピッチ知覚の訓練によって、この課題にかかわるニューロンの数が増大するのが観察された（本書117ページ参照）。ワーキングメモリの訓練にも同じ原理が適用されるなら、すなわち訓練課題にかかわるニューロンの数が増えるなら、磁気共鳴画像法のスキャナーで観察された脳の信号の増加を説明できるだろう。

第2の理由は、変化を見せた脳の領域である。それは視覚、聴覚や運動皮質ではなく、マルチモーダルな「オーバーラップ」領域であった。さらに、非常に大きな変化がすでにワーキングメモリの容量制約とかかわる領域だとわれわれが指摘した領域と同じ脳の構造に認められた。それは頭頂間溝と呼ばれる領域である。

研究文献を詳細に検討すれば、われわれが行ったのと同じように解釈できる実験がたくさん見つかるだろう。つまり、ワーキングメモリと注意のコントロールは訓練可能ということである。この種の実験の1つは「注意処理の訓練」と呼ばれる方法を調べたもので、単語をアルファベット順に並べる、特定の刺激をよく似たまぎらわしい刺激から区別する、単語を分類する、などの作業を心理学者あるいは助手が同席して行う、多くの訓練からなっている。ある研究では、この訓練の効果がさまざまな脳の障害をもつ人々について2週間にわたって検討されている。いくつかの特定の心の機能を測定した結果、心理学者は視空間性ワーキングメモリの改善や（7％程度）、耳で聞いた数字系列を加算してゆくワーキングメモリ課題での成績の改善を見出した。面白いことに、刺激駆動型注意を測定するテストでは効果が認められなかった。

最近、2008年に、ミシガン大学のスザンヌ・ジェッギとジョン・ジョニデスの研究チームは、若年の健常成人のグループでワーキングメモリの訓練効果を確認している。参加者は8〜19日間ワーキングメモリ課題を繰り返して練習した。練習はワーキングメモリ課題の成績を改善したのみならず、レーヴン・プログレッシブ・マトリックス検査の成績も改善した。訓練の日数の増加とともに、効果は上がった。

まだ少数の研究しかないが、データはワーキングメモリが訓練によって改善されることを示している。この点で、ワーキングメモリは、同様に訓練によって活性化される皮質領域が変化する運動や感覚技能と似ている。ワーキングメモリに情報を保持する領域も、脳の他の領域同様に可塑的なのである。大きな変化があると言っているのではない。ワーキングメモリの18％の改善や問題解決能力の8％の改善が見られたということである。だがこれは、情報を扱う脳容量の制約を超えて、その能力を拡大できるということを実際に示していると思われる。もしワーキングメモリが、毎日の多くの認知的活動に重要であり、増強できるとするなら、常に訓練するべきではないだろうか？　そして改善の効果があるのなら、どのような活動にあるのだろうか？

11 心の筋肉を毎日訓練

朝起きて、その日の会議、昼食、旅行や雑用のスケジュールをプランするとき、あなたは心のジグソーパズルを解いている。いろいろなピースをワーキングメモリに保持しておく必要がある。ワーキングメモリを使って、やるべき事柄の心のリストを保持し、必要なときにそれを想起するのだ。

少したって、職場に向かう途中、地下鉄で新聞を読むときも、やはりワーキングメモリを使っている。文の最初から終わりまで、単語を保持しながら読み進むのだが、先週の土曜のパーティーとか、昨日のサッカーの話に熱中して話している若者たちの隣りに座ったりすれば、新聞を読むというワーキングメモリを要する仕事はぐっと難しいものとなる。このように、われわれは一日中ワーキングメモリを使って過ごしている。これはつまり、毎日ワーキングメモリを鍛えているということだ。では、ワーキングメモリは毎日改善されてゆくのだろうか?

人間の脳は最も複雑な器官だ。脳を筋肉になぞらえるのは、神経科学者にとっては冒涜かもしれないが、ワーキングメモリを筋肉にたとえるのは、訓練というものの原理を描き出すのに有効だと思う。上腕の二頭筋の筋肉は前腕を持ち上げるたびに使う。この筋肉は書類を持ち上げるとき、キーボードの上に両腕を保持するとき、食べ物を口に入れるとき、さらに毎日数千の細かいその他の運動を行うときにも使っている。筋肉は麻痺の後ではよく衰えを経験するが、動かしてさえしていれば衰えることはない。しかし、二頭筋は書類を持ち上げる行為を通しては強化されない。強化しようとすれば、もっと重いものを持ち上げねばならない。ボディービルの教本を見ると、一般的なお勧めはなんとか続けて10回程度持ち上げられる重りを選ぶことだという。1週に3セッション、1セッション3回を繰り返さなければならない。効果が見られるようになるには、何週間も継続的・組織的に繰り返さねばならない。

不幸にも、身体訓練ほどには脳の皮質の訓練についてはよく知られていない。1週間のうち数日を自分の限界まで耐えるような練習を何ヵ月もするという原則は、どちらにも当てはまる。ADHDの子どもにおけるワーキングメモリ訓練の効果を見たわれわれのグループの研究では、どの程度能力の限界に近い課題を行うかという点だけが異なる、2つのグループを比較した。訓練グループでは彼らの能力の限界の情報負荷をかけたワーキングメモリ課題を行ったのに対し、対照グループではわずかな認知的努力しか要しない、やさしい課題であった。わかったことは、対照グループのような単純なワーキングメモリ課題ではごくわずかの改善しか見られなかったのに対して、子どもたちがその能力の限界に挑戦して課題を遂行する場合は、その効果が観察されるということだ。また、課題の難易度だけが結果に影響するただ1つの条件ではなかった。子どもたちは5週間にわたり1週5日間、少なくとも1日30分は訓練に費やした。

毎日の認知的負荷はさまざまに変わるが、限界に近いまで力を出し切ることはどれほどあるだろうか？　どれほど、能力の限界を超えるほどの問題を解いているだろうか？

■アインシュタイン加齢研究

日常活動が認知能力に影響を及ぼすという研究があるが、そのような研究の1つがアインシュタイン加齢研究だ。アルバート・アインシュタイン医科大学のジョー・バーゲーゼとその同僚が400名以上の高齢者を対象におよそ5年にわたって行った調査の結果、突き止められたことは、長期的に見て高齢者の日常活動が認知能力に影響を及ぼすということだった。彼らの調査の目的は認知症の進行の防止であり、IQ（知能指数）も同時に測定された。高齢者たちは何度も心理テストを受け、余暇の活動を詳しく記述するよう求められた。読書、執筆、クロスワードパズル、チェスなどのボードゲーム、グループ討論への参加、楽器演奏、テニス、ゴルフ、水泳、サイクリング、ダンス、体操、ボーリング、散歩、階段を2段またぎで上がる運動、家事や育児などの活動だ。このような活動の頻度も調査された。毎日、週に数回、週1回、月1回、時々あるいはなし。活動量は週1回の1つの活動に対して1点の得点に変換された。したがって、毎日活動すれば7ポイントの得点となる。

調査はおよそ5年間続けられ、余暇活動が認知に効果があるのかどうかが検討された。余暇活動の効果が参加者の健康状態によるものではないこと、あるいはその逆でもないことを確かにするため、参加者の教育レベル、健康状態や最初に行ったテストの結果などの要因が調整された。

バーゲーゼのチームが見出したことは、読書、チェス、楽器演奏やダンスなどの活動はすべて、認知能力のある程度の改善をもたらし、認知症になるリスクを低減することだった。ただし、これは活動が週に数回以上行われた場合にのみ当てはまった。週1回チェスをするという程度では不十分なのだ。認知活動の合計ポイントが8点あるいはそれ以上になると、つまり少なくとも1週8回以上頭を使う活動を維持できれば、認知症へのリスクは半減するという結果だった。一方、サイクリング、ゴルフ、散歩などの体を使う活動の得点は、心の健康には効果がないようだった。言い換えれば、この研究は毎日の頭を使う活動は効果をもつが、効果を得るにはある程度の難しさが必要だということだ。筋肉の鍛錬の原則が、心の鍛錬についても当てはまるのである。

認知的なレンズを通して観察すれば、アインシュタイン加齢研究で効果のあった多くの活動は、まさにワーキングメモリと注意の集中を要する活動である。チェスは訓練効果が最も顕著な活動であった。実際、数手先を読むのはわれわれに可能な最もワーキングメモリ負荷の高い活動の1

つであるし、これを1時間のゲーム中、ずっとやっているのだ。したがって、ワーキングメモリを最大限に使う効果的な時間が長い。読書もワーキングメモリを使う有効な活動であることが示された（もっとも、本の内容の難易度がかかわりそうだが、その調査はなされていない）。クロスワードパズルは頭の体操としてポピュラーだが、その効果はわずかで、かろうじて統計的に有意な効果をもつ程度だ。

認知活動が認知症を防ぐのに効果があるという同様の結果が、カロリンスカ研究所のローラ・フラチグリオーニ、ベント・ウィンブラードとその協力者たちの研究でも報告されている。彼らは、ストックホルムのクングスホルメン島にすむ高齢者を数年にわたって調査した。その結果は、身体的活動についてはアインシュタイン加齢研究の結果ほどネガティブなものではなかった。認知的、身体的および社会的活動はいずれも、それぞれが独立に心の健康を高めたのだ。

したがって、この種の日常活動は時に応じて有効と考えられる。だが、訓練の効果を検討するとなると、もっと問題を絞る必要がある。「使え、さもなくば失う」という格言は特定の機能と脳の領域について言っているのだ。残念ながら、アインシュタイン加齢研究で調査対象になったのはワーキングメモリではなく認知症であったが、認知症に進行しなかった参加者はＩＱテストで良い成績を示した。ここで、心的訓練についてもう少し詳細に調べた研究を取り上げ、それが心的能力にどのように影響するのかを後半で見てみたい。

■心の基準

ワーキングメモリに負荷をかける日常の活動の効果は常にあるはずだが、われわれはそれにいつも気づくわけではない。その理由の1つは、自分の集中力やワーキングメモリを測ったり、観察するのが難しいためだ。体育の訓練なら、身体能力が訓練を通して維持されることはずっとわかりやすいし、ジムでの訓練結果は簡単に測定できる。どのくらいの重りを持ち上げられるか、どれくらい早くジョギングルートを回れるか、3段跳びでもはや息切れしないなどでわかる。さらに、力の強い人々の筋肉が大きいことを目で見て確かめられるし、体重計で体重を測り、訓練を始めて以降どれくらい体重が減ったかもわかる。

一方、ワーキングメモリの能力や注意の集中力は直接には測定しにくい。ワーキングメモリが重要な役割を果たす学校のような場所でさえ、観察するのは難しい。一般に、活動の改善はよりよい知識と技能のためとされる。算数の成績が良くなったのは、算数の規則を長期記憶に入れたからだし、楽器の演奏がうまくなったのは音階を学んだからだ。技能が集中力に依存するほど、その程度を知るのは難しい。とはいっても、いつの日か、ジムでカロリーや体重の計算をするのと同じように、心的活動の尺度や心的訓練の具体的なフィードバックを用いて、日々の活動得点

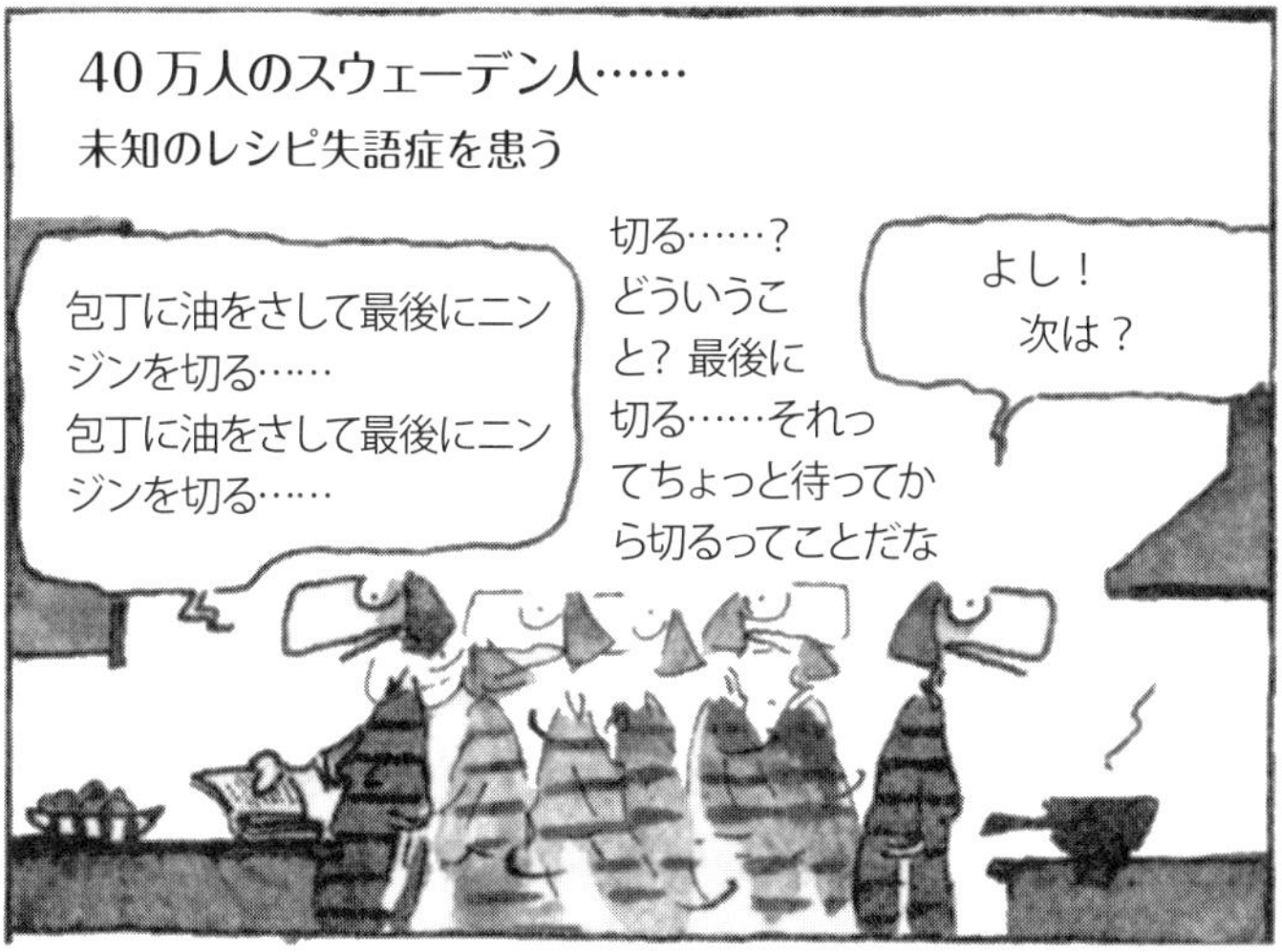
40万人のスウェーデン人……
未知のレシピ失語症を患う
包丁に油をさして最後にニンジンを切る……
包丁に油をさして最後にニンジンを切る……
切る……？
どういうこと？ 最後に切る……それってちょっと待ってから切るってことだな
よし！
次は？

図11-1　日常のワーキングメモリの問題（© Jan Berglin）

の計算をすることができるようになるかもしれない。

いくつもの研究で、訓練は能力の限界まで行われると結果が得られることが報告されている。どのような活動がワーキングメモリに最も大きな負荷を課すかは個人ごとに違う。児童にとっては算数、特に暗算は挑戦的課題だ。さらに、慣れない専門語で書かれた難しい書物を読むとか、難しい語彙でいっぱいの長い文を読むのは、文の情報をワーキングメモリに保持する能力への大きな負荷となるし、専門の術語の意味を思い出したり考えたりもせねばならない。

しかしながら家庭環境もまた、挑戦的な課題に満ちている。私自身はたった2行であっても、レシピ（調理法）をワーキングメモリに保っておくのが難しくフラストレーションになりがちだ（図11－1参照）。だがレシピの保持には少しの時間しか使わないので、私には料理を作ることは訓練とならない。

■禅と集中法

ワーキングメモリや注意集中のコントロールが訓練できるのなら、それが行われた例を示してくれる歴史があるはずだ。注意と訓練のテーマについて、数世紀の時間をさかのぼってみよう。『禅問答』によると、７００年ほど昔に次のような出来事があったという。

ある日、ある人が一休禅師に問うた。「すばらしい知恵の処世訓を一筆お願いできませんか？」。禅師はただちに筆をとり「ご用心」と書いた（ご用心とは、「注意しなさい」という意味である）。「それだけですか？　もう少し書いていただけないのですか？」と問われると、禅師は「ご用心、ご用心」と2度繰り返し書いた。「なるほど」といら立ちながら、さらにその人が言うには「お書きいただいた書に深みと難渋さがあればいいのですが」。そこで、一休禅師は「ご用心、ご用心、ご用心」と3回繰り返して書いた。いら立った人が言うには「〝ご用心〟とは何を意味するのですか？」。禅師は静かに「〝ご用心〟とは用心することです」と応じた。

瞑想にふけり、半ば閉じた眼で静かに座す仏像は典型的な集中のシンボルである。東洋の瞑想は心の集中的な活動の純粋なかたちと考えられてきた。しかし実際にそうなのだろうか？　実験心理学や認知神経科学が定義している意味での集中力について述べているのだろうか？　そして、瞑想は実際に集中の技能を磨くのであろうか？

■凡夫《ぼんぷ》禅

禅宗は仏教の一派で、神秘主義から脱してより瞑想に集中する宗派であり、宗教というより哲学と呼ぶにふさわしいという人もいる。禅は仏教が古代インドから中国にわたり、さらに日本に伝わって、そこで8世紀以来発展してきた。

禅を修業するとき、眼を半分閉じて自己の姿勢や呼吸に意識を集中させる。心で経文を唱えたり何かをイメージするのではなく、通常自身が呼吸するごとに数えてゆく。10回まで数えたら、もとに戻って再び数える。数えることの機能は、思考がさまよい出したときの警告になることである。数がわからなくなったり呼吸を16まで数えてしまったりすれば、集中できなかったことに気づく。そして、再び1から数えるようにリセットしなければならない。多くの人々は、瞑想が注意の集中訓練と似ていると考えている。

日本の安谷白雲老師（1885-1973）は、禅修業を5つの段階（訳注：外道禅、凡夫禅、小乗禅、大乗禅、最上乗禅の5つとされる）に分けたが、初期の段階が凡夫禅（僧侶でない一般人の禅）であり、特定の哲学あるいは宗教性を帯びていない。

心の集中とコントロールは凡夫禅の修業を通して学ぶことができる。多くの人々にとって、自分の心を組織的にコントロールしようとすることに興味はないだろう。禅によるこの基本的訓練は残念ながら、知識の習得過程の一部となっておらず、現代の教育から抜け落ちている。だが、心の集中とコントロールなしに学べば、知識の保持は難しくなる上に、学びの過程で多くのエネルギーが無駄になってしまう。われわれは自分の思考を抑制する方法と心を集中する方法を知らなければ、無能力な存在なのだ。

心を「コントロールしたり」「集中させたりする」という考えは、注意のコントロールの考えと非常に近い。また、多くの心的活動にとってこの技術が非常に重要であると彼が信じており、それが訓練可能であるにもかかわらず、学校で無視されているのはたいへん残念だと言っていることも興味深い。これは、ワーキングメモリと集中力についてもいえる。必要なのは、「注意のコントロール」の存在により気づくこと、そして集中力を強めるために、組織的に訓練できることに気づくことである。

■科学と瞑想

新たな千年紀に入ってから、神経科学者は、以前は取り上げるにはあまりに「不明瞭」だとされていた問題に対する興味を再び取り戻した。意識とその脳活動にかかわる問題を詳しく調べることができるようになったのである。瞑想の研究もルネサンスを迎えた。その徴候は２００５年に、ダライ・ラマが北米神経科学会議に招かれて講演したことであった。この会議は神経科学の領域で2万人が参加する最大の学会だ。ダライ・ラマは科学への関心について述べ、科学者に共感についてもっと研究を進めるように求めた。彼はまた、科学によって誤りが立証されれば、仏教の教義を捨ててもよいとまで公言した。もっともこの約束はしごく安全と思われる。多くの仏教徒が信じる転生のような考えを根拠のないものとすることは、実際上不可能であるからだ。

米国の多くの研究センター、たとえばカリフォルニア大学デービス校、プリンストン大学、ハーバード大学などで瞑想の研究が行われている。ある神経科学者と仏教徒の会議で、指導的な認知神経科学者、ナンシー・カンウィッシャーは「注意の訓練は認知神経科学においてようやく始まったばかりだ」と述べた。

瞑想については、わずかな研究が公刊されているのみだが、瞑想にかかわる医学や心理学の科学論文データベースから多くの関連事項を検索することができる。たとえば、瞑想がもたらすリラックスの効果が不安、腰の痛み、ストレス、頭痛やコカイン乱用の緩和に使えるか、さらに瞑想が免疫システム、皮膚電気抵抗やメラトニン分泌にどう影響するかについての文献がヒットする。だが、集中に寄与する瞑想の役割についての実証研究はまだ少ない。

ウィスコンシン大学のリチャード・ダビドソンはたまたま仏教徒であり、また、ダライ・ラマの友人でもある。彼の脳と瞑想についての研究では、神経活動によって生じる電流を測定するのに脳波が用いられた。1万から5万時間にわたって瞑想経験のある8名のチベット仏教の僧侶と10名の大学生が、「無条件の愛」というテーマで瞑想している間の脳波を観察した。

観察によれば、脳波のなかでも、僧侶はガンマ波という高い周波数の脳波を出したが、この波は新皮質の異なる領域の活動を統合するのに重要な役割を果たしていると考えられている。しかし、僧侶と学生の間のデータの違いをどう解釈するかについては、必ずしも明らかではなかった。

仏教徒の僧侶の脳活動のｆＭＲＩによる研究論文が、ジュリー・ブレジンスキ＝ルイスとリチャード・ダビドソンにより２００７年に公刊された。磁気共鳴画像のスキャナーに入ると、僧侶は目の前のコンピュータ・スクリーンの上のドットに注意を集中するように求められた。その結果、僧侶では、前頭葉と頭頂間溝の同じ領域（の一部）で、対照グループよりも高い脳の活動が見られた。これらの領域は注意集中のコントロールとかかわり、またワーキングメモリ課題による訓練で活動が高まることがわかっている。間接的ではあるが、集中のコントロールと注意には結びつきがあり、瞑想によって高められることがここでも示されたといえよう。

2007年の別の研究では、13名の禅の修業僧と13名の対照グループの比較が行われた。コンピュータ化されたテストによってコントロールされた注意が調べられたが、修業僧のほうが成績が良く、通常の加齢に伴う灰白質容積の減少と反応時間の増加も少なかった。

瞑想には広範囲な活動が含まれるから、注意と瞑想について一般的な主張を述べることはできない。比較的よく定義されていると考えられる瞑想法——臨済宗の瞑想法——でさえ、明らかに少なくとも5つの段階をもち、それぞれの段階が固有の目的をもつと考えられている。とはいっても、訓練が精神的な報酬を与えるという点はさておいても、瞑想つまり凡夫禅による修業は、注意のコントロールにささげられていると言ってよいだろう。ブレジンスキ＝ルイスとダビドソンが行った研究もまた、あるタイプの瞑想の脳皮質への影響は、注意の集中のコントロールにかかわることが知られているシステムと相関することを指摘している。注意とはまさに注意することなのだ。

■現在と未来の挑戦

さて、現在の問題に戻って、環境の変化がわれわれが直面する心的な挑戦にどのように影響を及ぼすかを考えてみよう。ワーキングメモリに大きな負荷をかけている状況には、新たなテクノロジーがかかわりをもっている。たとえば、新しい電子機器やソフトの操作を学ぶなどである。ワープロのソフトを使っていて、テキストをハイフネーションしたいとしよう。初めてのことで、どうやっていいかわからないあなたはヘルプキーに助けを求める。すると、次のようなメッセージが表示される。「(1)ツール・メニューの言語ボタンを押し、次に、ハイフネーションをクリックしなさい。(2)次に書類の自動ハイフネーションを選択し、ボックスにチェックを入れなさい。(3)ハイフネーション・ゾーン・ボックスで、行末と右の余白の間に残すスペースの数を入れなさい」。このようなヘルプの教示をワーキングメモリに保持できる人は、賞賛に値する。

複雑なテキストや指示がますます増え、心を怯ませる新たなテクノロジーが現れ、同時にしなければならない場面がしばしばあり、次々と最新版のソフトウェアが押し寄せる社会の変化は、日常生活のワーキングメモリへの負担をどんどん高めずにはいない。残りの章では実験室から出て、別の視点から訓練の事例を見てみよう。最近、特にポピュラーになってきたのがコンピュータ・ゲームである。コンピュータ・ゲームはどのような影響をもつのだろうか？　一部の人々が心配するように、このゲームは子どもの集中力に悪い影響を及ぼすのだろうか、あるいは逆に良い影響を及ぼすのだろうか？

12 コンピュータ・ゲーム

米国のミシガン州にすむジェニファー・グリネリは勤めていた家具会社を辞め、セカンドライフという仮想世界に入り浸っている。セカンドライフは多くの人々が参加するオンライン・ゲーム（MMOG）だ。このインターネットに接続された仮想世界で、ゲーム参加者は仮想的な3D空間に入りゲームに興じる。参加者は仮想世界を自由に行き来し、そこの通貨で建物や土地を買ったり自分で仮想のオブジェクトを生産したりする。たとえば、家具や衣服だ。そして自分の分身となるキャラクター（アバターと呼ばれる）さえ作ることができる。

ジェニファーの得意とするのは、衣服とアピアランスのデザインだ。他の参加者はこれを購入し自身のキャラクターとして使うことができる。セカンドライフに参加して1ヵ月後、彼女は家具会社に勤めていたときよりも多くの収入を得ていた。3ヵ月後、彼女は昼間の仕事を辞めて、無数の参加者と共存する仮想社会ゲームに専念することにした。この世界では、ある人はただ経験するために参加し、ある人は金もうけのために参加する。発展を遂げてきた仮想コミュニティーは、大学の経済学部の学生の研究対象にもなってきた。セカンドライフにまつわる社会学的プロジェクトもある。たとえば、身体障害の子どもを、実世界では不可能と思われるかたちで仮想社会で援助することが可能かどうかを調べる試みなどだ。

ジェニファー・グリネリの例は、どのようにコンピュータ・ゲームが別の世界を創造するかを示す極端な例である。参加者はこの世界で、ますます多くの時間を過ごしている。セカンドライフはまた、われわれを誘惑するさまざまなデジタル・エンターテインメントの一例でもある。集中力に影響を与えうる日常生活での活動を求めるなら、それはいまやチェスやクロスワードではなく、コンピュータ・ゲームなのだ。あらゆる年齢層の人々がコンピュータ・ゲームを楽しむが、やはりその多くは子どもたちとティーンエイジャーだ。コンピュータ・ゲームによる遊びは、昔はコンピュータ・マニアである少数の人々の娯楽だったが、いまや誰もが行う遊びの典型的な活動に進化した。子どもが遊びに費やす厖大な時間は、この活動に、脳や認知に影響を及ぼす力を与える。問題は、どのようにしてかである。

多くの親は、コンピュータ・ゲームが子どもにどのような影響を与えるのかを心配している。大きく3つの心配がある。1つはゲームに入っている暴力的場面が子どもを攻撃的にするのではないかという心配、2つ目は体を動かさないので太るのではないかという心配、そして3つ目に、ゲームのもつ性質が注意の集中を妨げ、ＡＤＨＤのような症状をもたらすのではないかという心配である。まず、コンピュータ・ゲームの暴力への影響についての議論は、映画の暴力場面について長年騒がれてきたのと同じである。この問題は真剣に考えるに値するが、本書のテーマからははずれる。次に、体を動かさないことが子どもに与える影響もまた重要だが、この問題は栄養士や、学校のカリキュラムの体育のあり方を決める人々に任せたい。ここでは、コンピュータ・ゲームが集中力にどのように影響するのかに絞って考えたい。

■怖れ

次の記事は、2001年の英国のオブザーバー紙に掲載されたものだ。

若者の脳をダメにするコンピュータ・ゲーム

ハイテクによって調べた脳のマップによると、コンピュータ・ゲームは脳の発達に障害を及ぼし、子どもの暴力的行動を制御不能にすることが示された。

最近、論争を巻き起こしている研究によれば、コンピュータ・ゲームは子どもをダメにしており、親の世代よりもっと暴力的となる傾向を導くという。コントロールを失いがちな傾向は、先行する研究が示唆したように、子どもたちが、コンピュータ・ゲームがもつ攻撃性に夢中になるためではなく、それが心の発達を妨げることによる。

ここで言及されている研究は、東北大学の神経科学者、川島隆太氏（この種の話題を出版したことはないが、後に任天堂と協同してブレイン・エイジ（任天堂ＤＳ）のソフトウェアを作った）が行ったものだ。

彼と協同研究者は、子どもの脳の血流を3つの異なる条件で調べた。コンピュータ・ゲームで遊んでいるとき、休んでいるとき、および繰り返し算数の課題（1桁の数字の足し算）をしているときだ。ゲームはスポーツのテーマで、任天堂のゲーム・ボーイ用のなかでも比較的一般的なものだ（児童に特に人気がある手のひらサイズの小型コンソールをもつ）。研究で、ゲームで活性化を示したのは視覚と運動皮質のみであったのに、算数の練習では前頭葉が活性化することがわかった。この活動パターンの違いは、ゲームがかなり刺激駆動型の注意を要求することと関連しているようである。つまり、刺激に対する反応の速さに報酬が与えられ、ワーキングメモリはあまり必要としないのである。一方、算数の練習ではかなりのワーキングメモリが必要であり、それゆえ前頭葉が活性化される。この研究から導かれる唯一の結論は、スポーツ系のコンピュータ・ゲームは前頭葉を活性化しないということだ。

もちろん、スポーツ系のコンピュータ・ゲームが前頭葉の機能を高めることはないが、これはこの種のゲームが、実際のスポーツも含めて、他の多くの活動と共有する特徴であると結論することもできる。この研究には、ゲーム中に活性化している活動が、その後も衰えないとかコンピュータ・ゲームで遊ぶことが暴力的行動に導くということを指摘するものは何もない。さらに、彼らは行動の変化も観察していないし、注意やワーキングメモリのテストも行っていない。実際の結果と、オブザーバー紙の記事の解釈の間には大きな隔たりがあり、メディアによっていかに情報が誤って広がりやすいかを示している。

■コンピュータ・ゲームの利点

コンピュータ・ゲームに興じることに多くの時間を費す若者とそうでない若者を比べる多くの横断的研究がある。多くの時間をコンピュータ・ゲームで遊ぶ子どもは、学校での成績が劣ることを示しているが、しかし他の研究では、意外にも、ゲームでいちばん遊ばない子どもが、もっとも不利な状況にあった。この種の研究の問題点の1つは、研究者にとって、あらゆる背景要因をコントロールすることは困難であり、ゲームでよく遊ぶ子どもが対照グループの子どもとゲームで遊ぶこと以外では違いがないということを確認するのが難しいことである。子どもたちの集中力やワーキングメモリを測定していないことも問題だ。こういうわけで、実験的な研究を通して確認したうえで結論を出すべきである。すなわちランダムに振り分けた2つのグループを作って、その1つにコンピュータ・ゲームで遊ぶ子どもを割り当て、別の1つには遊ばない子どもを割り付け、さらに実験の前後にテストによる評価を行うのである。

そのような実験が、テトリスの影響を評価するために行われた。テトリスはゲームの一種で、画面の上端からゆっくり下降してくるいろいろな形の多角形を、プレイヤーは横から回転させたり、移動させて下に積もっている多角形の間にピッタリと嵌まるように落としてゆく、というものだ。テトリスで11日間遊ぶと、遊んだ人たちは視空間課題、たとえばピースを継ぎ合わせてパターンにつくりあげる課題で、対照グループより良い成績をあげることがわかった。この視空間課題は、空間技能を評価するIQテストに使う課題と似ている。

アクションを伴うゲームが、注意にどう影響するかを詳細に調べた数少ない研究の1つが、ロチェスター大学のショーン・グリーンとダフィーヌ・バベリーの実験である。彼らの実験の第一部では、コンピュータ・ゲームでよく遊ぶプレイヤーとまったく、あるいはほとんど遊ばないプレイヤーのグループが比較された。両グループとも年齢、性別、教育歴でほぼ等しく選んである。両グループで視知覚を測定するいくつかの課題の成績が比較された。たとえば、画面に多くのオブジェクトを瞬間呈示し、今見たオブジェクトが何個あったかを報告させるなどである。3つ程度のオブジェクトだと誰にでも報告できるが、4つになると、対照グループでは間違いがおよそ10％程度見られるようになった。一方、よく遊ぶグループでは対照グループより格段に成績が良く、同程度の間違いが現れたのはオブジェクトが6つになってからだった。

彼らは別のテスト研究で、注意の速さを測定した。画面に一連の文字列が一度に1つずつ呈示されるが、呈示時間があまりに短いので、被験者はそれをかろうじて見ることができるにすぎない。被験者の仕事はターゲット、たとえばAという文字を検出したら、すぐにボタンを押すことだ。このような事態でよく知られている心理学的な現象として、数分の1秒ほどの「注意の瞬き(attentional blink)」現象があるが、刺激がきわめて短時間の間隔で連続的に呈示されると、2番目の刺激を同定するのが難しくなる現象である。コンピュータ・ゲームでよく遊ぶグループでは、この注意の瞬きが対照グループより短く、継続呈示される次のターゲットをより速く同定検出できた。

コンピュータ・ゲームのプレイヤーが対照グループと年齢、性別や教育歴で差がないことを確認し、両グループ間で別の解釈が生じる余地がないように、第2部の実験が設定された。第2部の実験では、コンピュータ・ゲームで遊ばない人を、ランダムに2つのグループに分け、1つのグループには「名誉の勲章」というアクション・ゲームを、もう1つの対照グループにはテトリスを行わせた。1日1時間、10日間のゲームの後、第1部で使ったのと同じテストで評価した。ここでも、アクション・ゲームのグループに改善が見られ、第1部の実験結果を裏づけるものだった。

改善が見られたテストが測っているのが知覚能力なのか、知覚速度なのか、あるいは(私の解釈では）刺激駆動型の注意なのかについては、議論の余地がある。否定できないのは、コンピュータ・ゲームがある種の機能を改善するということである。実験の第2部では、テトリスと比較されているが、コンピュータ・ゲームはそれぞれが特定的な効果をもつことを示唆した点が面白い。だから、コンピュータ・ゲームを同質的なものとして一括して扱うのは意味がない。ゲームのジャンルを特定し、個々のゲームがどのような技能を促進するかを詳しく調べることが必要だ。アクション・ゲームはもっともメディアの注目を引いており、そのなかでも最も売れているのがシムズ（Sims）というゲームである。シムスではプレイヤーは仮想キャラクターの社会生活を最適化し暮らしを快適にして、家具を買い、時間にはきちんと仕事に就けるようにしなくてはならない。

スウェーデンの国立公衆衛生研究所は最近、コンピュータ・ゲームの影響について公刊されている30の研究を組織的にレビューし、その報告をまとめた。そのうち、6つの研究で、空間技能と反応時間に改善効果が見られたことを報告している。そして、いずれの研究でも、注意についての悪い影響は示されていない。

■コンピュータ・ゲームの未来

　このようにコンピュータ・ゲームが、人々の注意のはたらきを損ねたり、若者にＡＤＨＤをもたらすということを示唆する明確な証拠はない。その後も、新たな知見が次々と報告されており、この問題について断定を下すことは難しいが、しかし、コンピュータ・ゲームと注意集中の困難には関係があるという説は疑わしい。というのも、その関係がどのように生まれるのかを説明するメカニズムは見出されていないからである。たとえば、刺激駆動型の注意を強化することが、コントロールされた注意を弱めるという一般原理を実証する必要があるが、これを支持する研究はない。大きな集団で、刺激駆動型注意とコントロールされた注意のかかわりが調べられたが、両者間に統計的に関連は見られなかった。算数の技能は、サッカーやフランス語の勉強の影響は受けないのだ。

　もちろん、何にでもギブアンドテークの関係はあり、一日24時間しかないのにコンピュータ・ゲームばかりして、算数の宿題をやる時間が残らなかったりすることはある。テレビ鑑賞のような受け身の気晴らしに時間を使ってしまい、もっと能動的な認知作業に時間を使って、ワーキングメモリを訓練する機会を失ってしまう場合にも、これは言えるだろう。このようなネガティブな効果があるのは、ゲーム・プログラムの速射砲のような作り方とか過剰な情報にあるのではない。実際、同様の心的活動の不活発さは、ワーキングメモリを訓練しない別の活動でも引き起こされる。アインシュタイン加齢研究では、多くの時間をサイクリングで過ごした人たちにも、統計的な有意差はないものの、弱いネガティブな影響が認められた。

しかし、コンピュータ・ゲームで遊ぶことが時間の浪費だとしても、テトリスでの実験やグリーンとバベリーの実験が示すように、ゲームで遊ぶこと自体は、視空間や知覚技能に一定の増強効果をもたらすと言えるだろう。コンピュータ・ゲームの種類が違えば、報酬を得る技能の種類も異なる。

「プレイ&ラーン（遊びながら学ぶ）」型のプログラムはたくさんあり、ゲームを通して子どもにスペル、外国語や算数を教える。その多くは訓練によって長期記憶の知識を増強するか、特定の機能の訓練を行わせるものである。インターネットで見かけるようになったプログラムのなかには、ワーキングメモリや注意など、基本的な認知機能の訓練用に開発されたものもある。このタイプのプログラムは、見かけは、訓練ソフトというより神経心理学的テストと似ており、数字を再生したり、反応時間を測ったりといった課題を含んでいる。このようなソフトの多くは有益ではあっても、なかには何の機能強化にもならないものも含まれている。この種のソフトが正当に評価されない限り、どれが有益で、どれが時間の無駄なのかを知るのは不可能である。何らかの効果があるためには、正しい種類の訓練を行うのみならず、持続的な変化をもたらす方法で行わねばならない。つまり、適切な困難度と十分な強度で十分な期間実施する必要がある。インターネットにログインして週に一度いくつかのゲームで遊ぶ程度では、持続的効果は望めないだろう。

seriousgames. org は、ゲームのテクノロジーを健康、リーダーシップなどの分野のパフォーマンスを改善することを企図したさまざまなプロジェクトを統合した取り組みである。レーザー外科医、ミクロ・ミッション、生と死Ⅱやシム・ヘルスなどがある。この分野の面白いゲームを開発しているところの1つが「アプライド・コグニティブ・エンジニアリング（応用認知工学）」という名の会社で、バスケットボールのプレイヤーの認知技能訓練という狭い特定分野のために作られた会社だ。その訓練プログラムは「インテリジム」と呼ばれ、彼らが**ゲーム・インテリジェンス**と呼ぶ技能を改善するプログラムである。このゲームは、注意、意思決定や空間的注意といった基本技能のテスト・バッテリーから構成されている。このプログラムはもともと、イスラエルの戦闘機パイロットの訓練のために開発された。その修正版がいまや、商業化されてプロのバスケットボール・チームで使われているのだ。プログラムはチームの成績を25％押し上げることができると謳われているが、コントロール条件がないので、それが事実なのかどうかはわからない（もしそういうデータがあったら軍事機密であり、イスラエル軍に厳重に保管されているだろう）。

おそらく、いつか、現在その効果が理解されはじめたばかりの訓練効果を織りこんだゲームが現れるだろう。遊びながら、冒険やアクション・ゲームを楽しみ、問題解決やワーキングメモリの能力を高められるだろう。この流行の兆しは、任天堂のブレイン・エイジの登場にもみられる。「脳を鍛えよう」という触れ込みで、簡単な算数問題を解かせたりして、脳を訓練するようデザインされたゲームだ。このゲームは最新式の手のひらサイズのコンソールで楽しめるように開発され、子どもではなく脳の老化を防ぎたい大人を対象としている。ひとゲーム終わると、脳年齢の評価得点がアップデートされる。うまくゲームをやれば脳年齢は若返り、できないと脳年齢が上がり、暗黒の認知症のゾーンに歩みを進めることになる。このゲームは百万セットも売れているという。

私には、ゲームに含まれる課題は簡単すぎて、実際の訓練効果はないように思われる。驚くことでもないが、このゲームが脳全体や特定の認知機能に何か効果があることを示す研究も皆無である。さらに、ゲームは効果が出るまで（仮に、訓練の効果があるとして）気長に続けようと思うには、退屈すぎるように思われる。とはいっても、ゲーム自体や任天堂が開発したという事実は、流行の兆しを示しており、同じジャンルの新しいゲームがすでに店頭にあふれつつある。

著名な科学者であるマイケル・メルゼニッチが参加するポジット・サイエンス社が科学的な検討を始めている。大規模研究では、脳の訓練プログラムにある程度の効果が見出されたが、対照グループとの直接的な実証はされていない。ルモシティー社はオンラインの認知訓練ソフトを商業化している。２００８年の時点では、この試みについての公刊された研究はないが、しかし、この会社の「白書」によれば、視知覚に一定の効果が認められるものの、ワーキングメモリの改善の効果はわずかだったという。

ほんの1世紀前には、子どもは、不自然な姿勢で寝そべって何時間も本を読むよりも、外で遊ぶか庭仕事を手伝うように言われたものだ。読書は脳を腐らせ、弱め、目をだめにすると考えられた。やがて明らかになったように、読書はやってくる情報化社会へのすばらしい準備となった。コンピュータ・ゲームで遊ぶことも同様に、やってくる情報稠密なデジタル社会への基礎を与えるだろう。

さて、われわれのワーキングメモリは、概してどのような状況にあるのだろうか？　周囲で起こりつつある、さまざまな大きな環境変化の総体的な影響はどうであろうか？　周囲から絶え間なく注意を分断され、われわれの集中力は一般的に落ちており、誰もが注意欠陥症状をもつようになることを運命づけられているのだろうか？　あるいは、おそらくわれわれが遊ぶゲームも含めて、情報社会のますます高まる負荷や挑戦は、われわれの認知能力を永久に訓練しているということを意味しているのだろうか？

13 フリン効果

すでに見たように、ニュージーランドのジェームス・フリン教授は１９００年代以降ＩＱがいかに改善されてきたか、そしてその改善がどのようなものだったのかを示した。もし１９３２年の平均得点が１００の場合、１９９０年には得点は１２０になる。１９９０年に得点が１００だった人が１９３２年の世界にさかのぼったなら、トップの15％に入る成績となる。得点上昇のカーブがさらに急勾配になっているという人もいる。１９５０〜70年代には平均ＩＱの上昇が年間０・31ポイントだったのが、１９９０年代には０・36ポイントに上昇したという。知能は変わらないという昔の考え方からすれば、驚くべき結果である。しかし、今までつみ重ねられた研究によれば、それは事実ではない。

多くの人々は**知能**という言葉を聞くやいなやピリピリしがちなので、ここで科学者たちが知能をどうとらえているかについて少し見てみるのがよいだろう。人々に多種の心理テストを実施したとすると、テストの成績間には正の相関が見られる。つまり、あるテストで平均よりいい人は、別のテストでもやはりいいということであり、これは、テストの成績に影響を及ぼす共通の因子があることを示している。この仮説的因子は、統計的手法を用いて見つけることができ、「g」つまり「一般因子」と名づけられている。IQは「知能指数」を意味し、この指数は測定された精神年齢を歴年齢で割り、それに100を掛けることで得られる。

因子については、それが何を表すかは、1900年代の心理学の論争のトピックだった。最も影響力のあった理論はアメリカの心理学者レイモンド・キャッテルとジョン・ホーンが提案した理論で、**結晶性**知能と**流動性**知能の2つが最も重要な知能因子であるとした。結晶性知能（gC）は語彙や一般知識とかかわる課題の成績を説明し、一方流動性知能（gF）は一般的知識とは独立の非言語的問題解決課題や、推論課題の成績で人々の成績がなぜ異なるのかを説明する。

さらに、スウェーデンの研究者ヤン・エリック・グスタフソンは、gと最もかかわるファクターはgFであることを示した。gFはレーヴン・マトリックス検査の成績と密接に相関している。定義により、流動性の一般知能は大規模なテスト・バッテリーでしか測定できない。とはいっても、gFはレーヴン・マトリックス検査の成績と高い相関をもっていることから、心理学者はgFについて何らかの判定を行うに際してはレーヴン・マトリックス検査を参考にすればよいと考えている。そしてここにワーキングメモリがかかわるのである。前の章で見たように、ワーキングメモリの成績とレーヴン・マトリックス検査の成績は相互に高い相関関係にあるので、多くの研究者はワーキングメモリの能力がｇＦの最も基底的な決定因であると考えている。

■ＩＱを進化させる

環境要因がｇＦに影響するなら、ｇＦもまた訓練が可能なはずだ。その可能性を裏づける研究について調べてみよう。これまで行われたなかで規模も大きく、内容も良い訓練研究に、インテリジェンス・プロジェクトがある。このプログラムは、１９８０年代初期にベネズエラのバルキシメト市の経済的に豊かではない地域で実施された。プロジェクトは政府によって始められたが、アメリカのハーバード大学の研究者たちが実施した。プログラムは13〜14歳の学校の児童を訓練するもので、教師や学者がプランを練った。訓練内容には「技能の観察と分類、演繹的および帰納的推論、言語の批判的使用、問題解決、創作力と意思決定」などが含まれていた。４６３名の児童の実験グループは修学義務期間の間、特別クラスで訓練を受け、４３２名の児童からなる対照グループは普通のカリキュラムによる授業を受けた。プロジェクト期間の最初と終了後に多くのテストが実施され、問題解決や論理的推論などの一般的な知能が測定された。

結果は、ほとんどのテストでたいへんポジティブなものだった。特別訓練を受けたグループは平均成績がおよそ10％向上した。少し乱暴に言えば、これは対照グループの平均的な年間の成績の進歩と比べて、実験グループはそのＩＱをおよそ10％伸ばしたことになる。また、年齢、性別や最初のテストの成績にかかわらず、すべての生徒が同じ程度進歩を示したと思われ、これは、研究前のテスト成績が低い子どもだけに特別教育の利益があるわけではないことを示している。

イスラエルの平均以下の成績の生徒が、「道具的増強（instrumental enrichment）」として知られる問題解決コースを受講することで、訓練の効果をみた別の研究でも、ＩＱを改善できたことが示されている。面白いことに、実験グループと対照グループの差は訓練コースが終了した後も消えずに残った。実際、訓練の効果は、毎年上昇していった。これは、ポジティブなフィードバック・ループが作動した結果だと考えられる。というのも、能力の改善はより知的な刺激を求めることにつながり、今度はそれがさらなる能力を改善する源となるからだ。問題解決能力を増進した子どもは、算数の宿題が今までよりやさしいということがわかる。すると、それが子どもの算数の勉強時間を増加させ、問題解決能力のさらなる改善につながるのだ。このポジティブなフィードバック効果は以前に、読書困難の子どもの研究で観察された効果と似ている。いったん集中的な読書訓練プログラムを受けると、子どもはもっとうまく読めるようになり、その結果毎日多くの時間を読書に使うようになり、結果的にさらに読書能力を磨くことになる。

一連の研究がユーゴスラビアの心理学者ラディボイ・クバシュチェフにより実施されている。彼はそのデータをセルビア・クロアチア語でのみ発表したのだが、学生の１人が英語でも読めるようにしたおかげで知られるようになった。彼の規模の大きな研究の１つでは、２９６名の生徒が「創造的問題解決」の訓練を3年にわたって1週につき3～4時間受けた。対照グループと比べて訓練を受けた生徒には5・7ポイントのIQの改善が見られたが、この数字はパーセントに直してもほぼ同じ値である。訓練プログラムが終わった1年後のフォローアップ調査で、彼は、この差が7・8ポイントに上がったことを見出している。ここにも、ポジティブなフィードバックの結果と考えられる訓練終了後の得点の上昇があった。

ドイツではカール・クラウアーの訓練プログラムがあるが、ここでは7歳の児童が「帰納的推論」の訓練を受けた。パターンを認識し、それをルールに基づいて定式化するもので、レーヴン・マトリックス検査と同じやり方である。課題は一種の「邪魔者外し」で、4つのオブジェクトからなるグループのどの3つのオブジェクトが同じ種類に属するかを見極め、そうでない1つを捨てねばならない。児童は小さなグループで教えられ、5週間にわたって1日2回のレッスンを受けた。受動的な対照グループと比べて、能動的な訓練を受けた児童は、レーヴン・マトリックス検査での成績の改善を見た。この効果はその後6ヵ月にわたって持続した。

流動性知能の改善を示した一連の研究を紹介してきたが、これにわれわれ自身の研究チームの研究と、スーザン・イエッギと協同研究者のワーキングメモリの実験を加えることができる。われわれはADHDの子どもたちにワーキングメモリの訓練を受けさせたところ、レーヴン・マトリックス検査の成績に8%の改善が見られた（対照グループとの差をとった場合）。改善の大きさはインテリジェンス・プロジェクトやクバシュチェフとクラウアーと同程度であった。

問題解決がワーキングメモリの改善を伴うのは、この2つの間に密接なかかわりがあることを思い出せば納得できるものだ。おそらく、ワーキングメモリはわれわれの知的能力の一部であり、それは改善可能であり、さまざまな訓練研究の核をなすものといえよう。訓練によってワーキングメモリを改善する能力は、フリン効果全体を理解するキーとなるように思われる。

■ダメなものは、タメになる

訓練や特別にデザインされた教授法がＩＱを改善するという諸研究は、ＩＱが遺伝だけで決まるわけではないという立場を擁護している。知能は生まれたときから備わっている絶対的な認知的資源ではないのだ。訓練がＩＱの成績に影響するなら、心理的な環境全般からもその効果を考えるべきだろう。『上昇曲線』という１９８８年に出版された本では、いろいろな分野の著名な心理学者がフリン効果を、どのように環境要因に帰することができるのかについて議論している。「ＩＱの文化的進化」という論文で、パトリシア・グリーンは、社会における大量の情報の流れと、より大きな複雑性こそが、20世紀最後の数十年間のＩＱの上昇をもたらしたという。

同様の議論をさらに推し進めて主張しているのは、『ダメなものは、タメになる』の著者、スティーブン・ジョンソンである。彼の主張の主眼は、おしなべて過去30年、メディアにより広がった大衆文化は単純でつまらなくなったというより、より複雑性が増し、心理的に挑戦的になり、メディアも、多数の人々に共通に受け入れられるよりも、より多く複雑性を追い求める人々に対応するように変化してきたという点にある。彼はまた、複雑性の増加は、フリン効果の1つの原因だともいう。

テレビや映画で、いくつかの並行したラインの筋立てを追い続けることで面白さを求めるようになった点にも、複雑性の増大を見てとれる。1970年代のテレビドラマ『刑事スタスキー&ハッチ』の筋書きは単純で、いつもお定まりの結末で終わる。エピソードは同じ2人の主役が登場し、はじめと終わりをのぞくと1つの筋立てしかない。しかし、20年後の『となりのサインフェルド』や『ザ・ソプラノズ』では、5つや10ものテーマが入り組み、複雑性が増している（図13-1を参照）。

話が複雑になるもう1つの原因は、情報と文脈の部分的抑制だ。抑制によって視聴者たちは、自身で場面や、会話で出てきた情報を察知しなければならない。「最後はどうなるのだろう」と見ているかわりに、「今、何が起こりつつあるのだろう」と考えている時間がずっと多くなる。これは言い換えれば、連続した問題解決のプロセスに他ならない。しばしば、現代の映画の筋書きは時間的つながりがあまりに分断されているので、観客は今見つつあることと、さっき見たことの関連を理解するには、常にバラバラな部分を1つにまとめる作業を余儀なくされる。これは、特に注意の集中が必要な仕事だ。

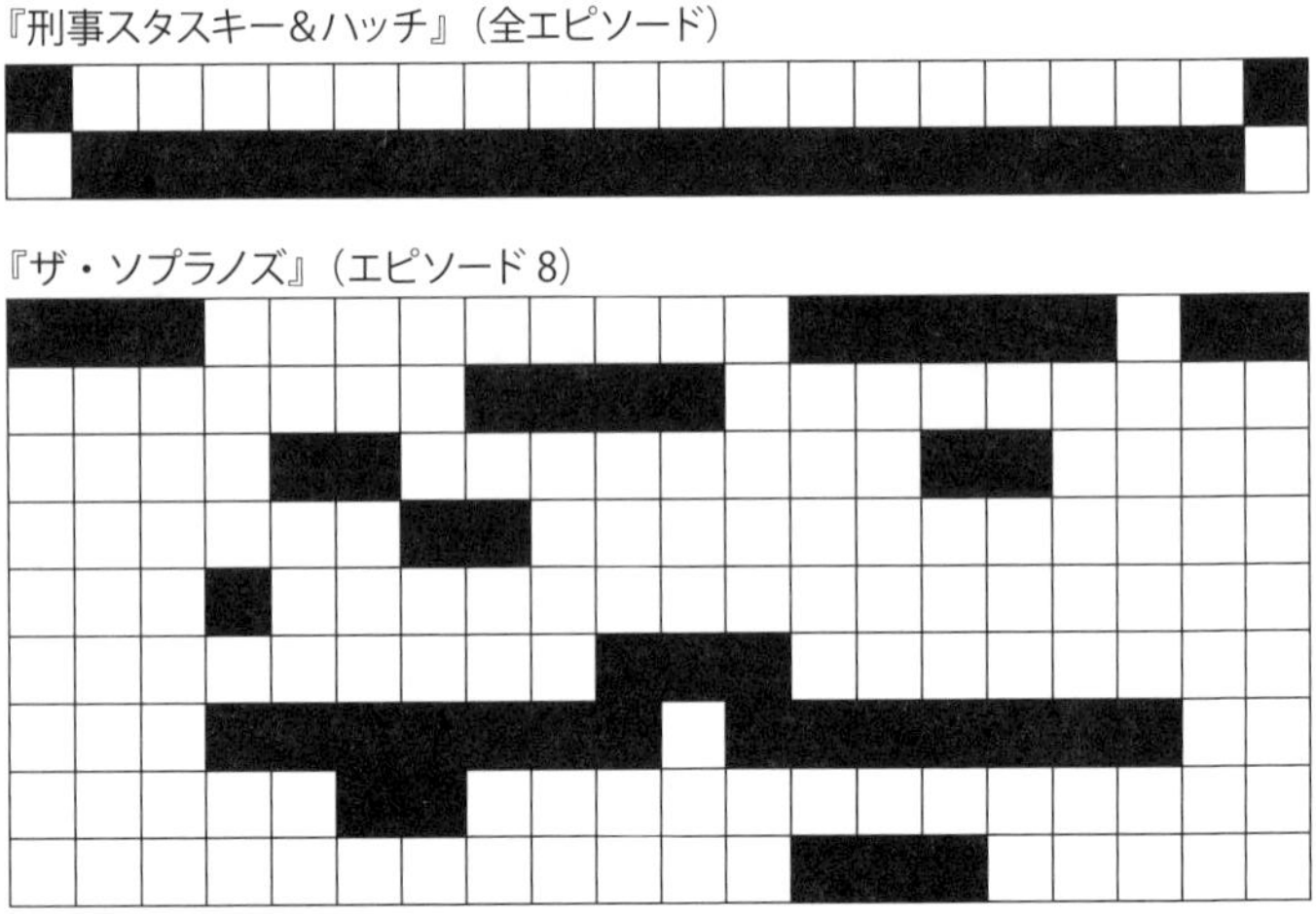

イラストの右方向へ筋が展開。各行は並行に展開される筋を示す（スティーブン・ジョンソン『ダメなものは、タメになる』より）（Johnson, 2005）

図13-1　複雑性の増大

ジョンソンはまた、コンピュータ・ゲームも生活の複雑性を増加させるものの一例だと述べている。「グランド・セフト・オート」（プレイヤーは車を盗み、仮想の市街地でカーレースを繰り広げ、困難さの異なるさまざまな無法を行う）のようなゲームはマニュアルだけで200ページを越えることからもわかるように、パックマンのようなゲームよりずっと複雑だ。とはいっても、複雑性がどこにあるのかを的確に示すのは困難だろう。ジョンソンは複雑性には2つの要素があるという。検証探索（probing）とたぐり寄せ（telescoping）だ。まず、検証探索はルールが不透明なので、プレイヤーは何をどのようにすべきかを自分で探し出さねばならない。プレイヤーは探索し、

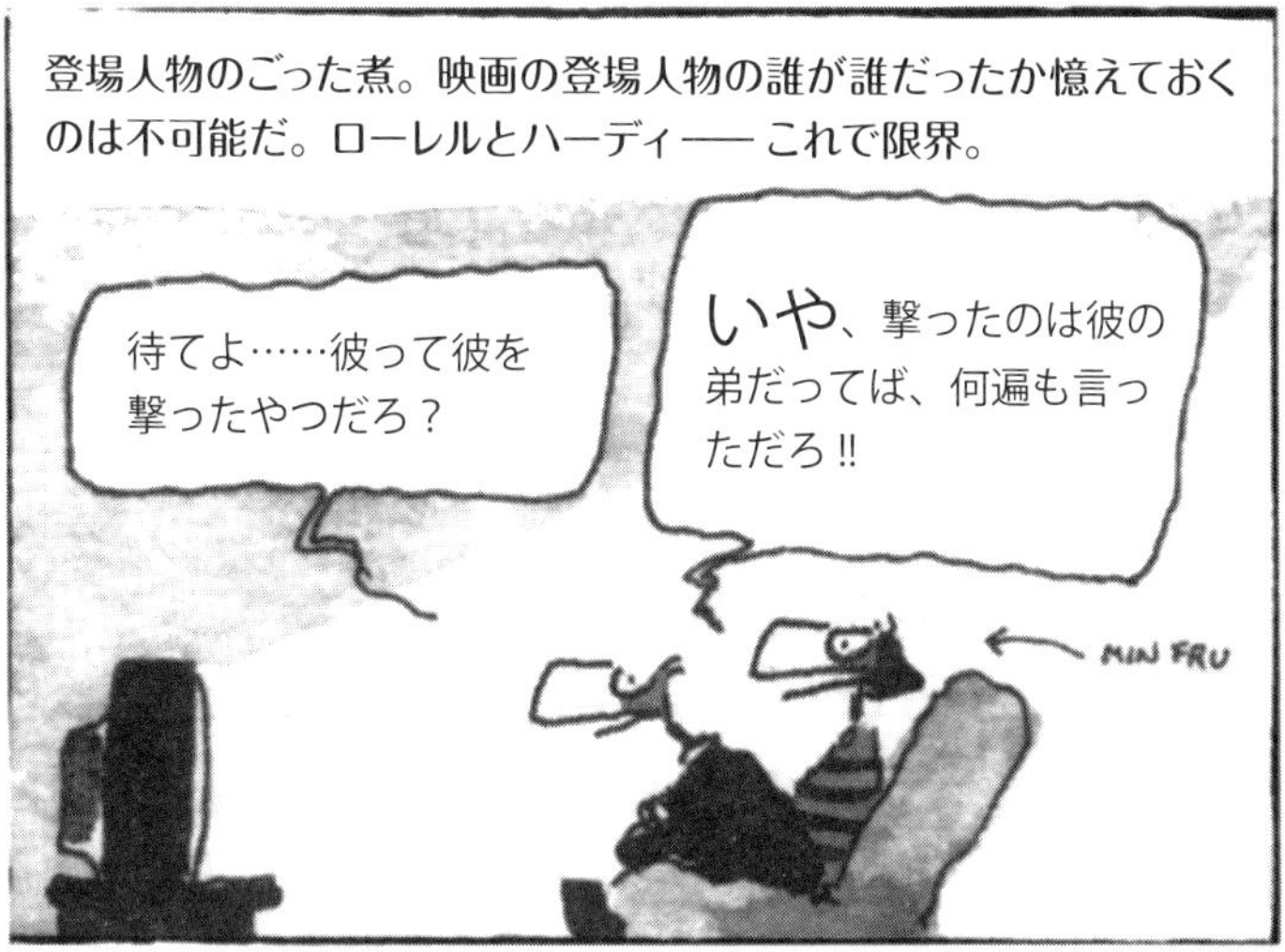
登場人物のごった煮。映画の登場人物の誰が誰だったか憶えておくのは不可能だ。ローレルとハーディ―― これで限界。
待てよ……彼って彼を撃ったやつだろ？
いや、撃ったのは彼の弟だってば、何遍も言っただろ!!
MIN FRU

図13-2　© Jan Berglin

どのようにゲームが進行するのかの仮説を立て、さらに探索しながらそれらの仮説をテストしてゆく。

一方、たぐり寄せはゴールとサブ・ゴールといった階層性をもつ問題を検討する場合に用いられる。「ゼルダの伝説：ザ・ウィンド・ウオーカー」は日本製のアドベンチャー・ゲームで携帯ゲーム機ゲーム・ボーイ用だったが、より強力なコンソールでも遊べるようになっている。このゲームの基本的な筋書きは、小さな島の男の子が誘拐された少女を救いに、広い世界に冒険に出るというものだ。「グランド・セフト・オート」のように、筋書きは簡単なものだ。ジョンソンの指摘のポイントは、認知的な挑戦はちょっとしたささいなことのなかにも含まれうるということにある。例を示してみよう。ゼルダのミッションの1つは次のようなものである。

君は手紙を渡すため王子と逢わねばならない
そのために、山を越えねばならない
そのために、峡谷の向こう側にゆく方法を見つけねばならない
そのために、峡谷を水で満たしてその上を泳がねばならない
そのために、泉を止めている巨岩を吹き飛ばす爆弾を使わねばならない
そのためには、爆弾の製造工場を作らねばならない
そのためには、少女からもらったボトルに、水を集めねばならない

たぐり寄せはこのように、次々のゴールを心に思い浮かべながら、一連のサブ・ゴールをまとめ上げることからなる。

グリーンもジョンソンもともに良いポイントを指摘しているが、彼らが複雑性と呼んでいるものの的確な測度を見出そうとはしていない。結果的に、彼らは複雑性を評価することができないため、複雑性が実際に増加しているということを検証していないし、訓練の効果を示すデータもない。

しかし、ジョンソンが複雑性と呼ぶいくつかのものは、おそらくワーキングメモリの負荷と何

らかのかかわりをもっている。たとえば彼のいうたぐり寄せは、頭の中に多くのサブ・ゴールを保持するという点で、ワーキングメモリ課題の場合とまさに同じだ。「複雑性」を「ワーキングメモリ負荷」と読み替えれば、ワーキングメモリの訓練効果、アインシュタイン加齢研究、インテリジェンス・プロジェクトの問題解決技能の増進、イスラエルでの研究やクバシュチェフとクラウアーの研究などの諸結果と彼の研究とは合致する。もしこれらの現象すべてが関連しており、フリン効果の背景にあるのがワーキングメモリの効果であるとするならば、その意味するところは革命的といえよう。われわれの生活する社会はゲーム、メディア、情報技術がワーキングメモリへの負荷をどんどんと高めつつある。これは、人口全般の平均的なワーキングメモリや問題解決能力を高め、それが今度はさらに負荷や複雑性の増加を促しているということである。人類の能力水準は上昇中なのだろうか?

14 神経認知的エンハンスメント

フリン効果は、一般的知能が時とともに上昇していることを示している。能力の拡大と、われわれの生活環境の多様な要求の高まりがあいまって、この傾向は続いてゆくのだろうか？　科学者は、この能力をさらに高めるために、脳についての知識を利用することができるだろうか？

本書の序章に、神経科学者たちによる次の言葉を引用した。「自身の脳のはたらきを変える人間の能力は、鉄器時代の冶金術の進歩と同じほどに、人類の歴史の形成に大きな影響を与えるだろう」。著者たちは「神経認知的エンハンスメント」の方向を見極めながら、この問題とかかわる討論を始めようとしている。神経認知的エンハンスメントは脳－コンピュータ・インタラクション、神経外科や心理薬理学などの既存の技術や可能性のある技術を動員して、脳の変化の可能性を引き出そうとするものである。

彼らが注目した1番目の問題は、たとえば、損なわれた機能を薬物で治療する手段が、健常な能力を高める道具に変わったとき、何が起こるかだ。

2番目の問題は、もう少し哲学的である。認知機能の改善は車のエンジンのチューンナップのようなものではない。精神に作用する物質は人格にも影響を及ぼしうる。彼らが指摘する危険とは、そのような薬物の影響を受けた場合に、被験者が異なった人間になる可能性をもつという点だ。つまり、この問題は人格の同一性という心理学上の問題を引き起こし、同時に哲学的には、責任の所在という倫理問題をもたらす。

■心の薬物

問題になっている薬物のなかでも、中枢興奮剤と呼ばれるものがあるが、これについてはADHDの章ですでに述べた。当初は、注意の集中に問題をもつ人々に特別な効果があると考えられていたが、一般的な効果をもつことが明らかとなった。これについての最初の研究の1つが、米国の国立衛生研究所のジュディス・ラポポートのグループの報告である。この報告は、平均以上の認知技能をもつ7歳から12歳の多動性ではない少年たちを対象にしたものだ。少年たちに、通常ADHD（多動性で注意欠陥が伴う）の子どもに用いられる中枢興奮剤の1つであるアンフェタミンを少量服用させるグループと、偽薬（プラセーボ）を処方したグループに分け、その後テストを実施した。彼女らが見出したのは、アンフェタミンを少量服用させたグループでは認知的技能の能力が上昇したということだ。子どもたちはいつも以上に静かに座っていたが、同時に質問も少なかった。

最近、同様の効果がリタリン（メチルフェニデート）でも示された。アンフェタミンやリタリンの効果を心理テストで測定すると、子どもたちの覚醒レベルの上昇、早い反応時間、10％程度のワーキングメモリ能力の向上が見出され、多動性や注意欠陥の症候を軽減させることが分かった。リタリンがＡＤＨＤではない人々にも効き目があることは特段に驚くことでもない。というのも人は単純に、注意集中に問題のあるグループとないグループのどちらかに属するわけではないからである。注意能力の程度の境界はたいへん流動的である。リタリンの一般的効果についての知識は広く知られており、特に大学生は試験に備えた勉強をする場合にこれを服用することが多いようである。ある報告によれば、アメリカでは16から18％の大学生が勉強の効率を改善するために興奮剤を服用するという。科学雑誌ネイチャーの２００８年の調査によると、回答者の20％は認知的エンハンスメントのために薬物を用いているという。日本では処方箋のないリタリンの服用が広がってきたので、政府はこの薬物を禁止し、登録した医師しか処方できないようにしている。

このように、リタリンの利用がＡＤＨＤでもない普通の人々の間で拡散していることが恐れを生んでいる。ますます多くの者が服用しているとなると、服用していない人も服用しなければならないと感じさせないだろうか？　クラスメートの勉強についてゆくために、特定の生徒に教師がリタリンを飲むことを勧めるのだろうか？　従業員は販売促進に邁進し仕事を維持するために、毎朝一錠を飲むことを期待されるのだろうか？

リタリンは市場に出回った最初の薬物であり、最も広まった薬物でもある。認知を強化拡張する他の薬物についてもみよう。長期記憶を符号化する細胞過程を詳細に調べる過程で、40余りの薬物が生み出されてきた。そのうちの薬物の１つは、アンパキン系薬剤として知られているもので、この符号化過程を促進するといわれる。また、ＭＥＭ１４１４と呼ばれる薬は、メモリー・ファーマシューティカルズ（記憶製薬）というＳＦのような名前の会社が開発したもので、ノーベル賞受賞者のエリック・カンデルが共同設立者である。この薬は、ニューロン間の結合強度を強めやすくし、長期記憶も強化するといわれる。これらの薬物を使い出すと、つまらない細事までが記憶に永久に刻印づけられるのではないかと怯える人もいるだろうが、安心してよい。長期記憶を消し去る別の薬物が開発されつつあり、これは心的外傷後ストレス障害（ＰＴＳＤ）に使える可能性がある

記憶の細胞生物学の発展はマウスの遺伝子改変を可能にし、記憶テストに良い成績を残すマウスを生み出した。次に来るのは何だろうか？　スポーツ界では遺伝子ドーピングに大きな関心が寄せられている。認知機能の改善にも同様のドーピングを想像することができるだろうか？　人間とコンピュータの相互作用はここ数十年ＳＦ作家たちを魅了してきた。２００６年には神経科

学者が麻痺のある人の脳の信号を取り出してコンピュータに入力し、その信号で人工の腕を動かしてみせた。ニューロンとコンピュータを直接結ぶ方法を知ることができれば（訳注：ブレイン・マシン・インターフェース技術と呼ばれる）、われわれの将来の可能性は大きく開くことになるかもしれない。補助記憶装置としてコンピュータチップをわれわれの脳に差し込み、毎年ワーキングメモリをアップグレードできるようになるのだろうか？

■日常の薬物

脳の改善のために人工的な手段を用いるという考えは、興味深いものだが実はそれほど新しい考えでもない。新しいのは薬剤という存在だ。カフェインはアンフェタミンと効果がよく似た薬物で、これについては、われわれは何世紀にもわたって自己処方してきた。カフェインは眠気ましや、いつもと違って何時間も余計にはたらかねばならないときに活性化のために使われる。だから、コーヒーは許容できる疲労レベルの基準を変えるとはっきりいえる。だが、コーヒーを飲むのは習慣になっている。そのことに、何かモラル上のジレンマがあるだろうか？　ボスにコーヒーを飲むよう強制されたと感じるだろうか？　コーヒーは人格までも変えてしまうだろうか？

他の懸念としては、病気や障害を治療するために開発された薬物を、健常な人々の機能を高めるために用いることがある。その一例として、年配の女性に見られる自然なホルモンの減少を、エストロゲンを使って食い止める手立てがある。同様のことが、普通の健常な人々の脳の加齢においても見られる。たとえばドーパミン・レセプターの濃度は25歳くらいから、推定であるが10年当たり8％程度確実に減少してゆく。レセプターの減少は、加齢とともに進行するワーキングメモリのはたらきの衰退とかかわっている。リタリンはドーパミンの活性を高める。そこでエストロゲンでホルモンの減少を止めるのであれば、ドーパミンの効き目に効果をもつリタリンを使ってはダメなのであろうか？　想像だが、15年以内に、中年に達した人々は、現在女性がエストロゲンを服用するのと同じように、さまざまな脳内の神経伝達物質の自然な減少を和らげるために作られた薬物のカクテルを飲むという習慣を身につけているかもしれない。

今、私が述べているような薬物使用の将来の多くは、すでに手にしているものである。他の薬剤については心配なく服用しているということは、それらの薬剤や技術については次第に慣れてきたということだ。この展開において明確に証明しなければならないのは、倫理的な立場ではなく、薬物の有効性とその長期的あるいは短期的副作用であろう。

これは単に技術的な問題ではなく、重要で複雑な問題をはらんでいる。私は将来の脳のはたらきを高めるカクテルを、副作用がないことが証明されたなら愛用したいと思っている。だが、副作用をどのように知ればいいのだろうか？　もし、記憶増進剤がワーキングメモリは改善するが、同時に創造性を低めるならどうだろうか？　注意の集中に問題がある人にとってはその増進剤は有効だとしても、それ以外の人々にとってはそうではない。抗鬱剤は、われわれを幸せな気分にしてくれるが、それによって一方で恋に落ちる能力を犠牲にすることになるなら、未来社会は効率的だがちっとも面白くないことになろう。これはオルダス・ハックスレーに親しんだ人なら当たり前に聞こえるだろうが（訳注：未来小説『すばらしい新世界』で、発達した機械文明のおかげで、人々が尊厳を見失ってしまうという恐るべき逆ユートピアを描いた）、創造性とか愛への影響を調べるのは方法的に難しいし、ビッグ・ファーマ（米国の薬剤メーカーを支持するロビイスト）はそのようなことを調べようという気はないだろう。

認知的エンハンスメントをもたらす薬物が、創造性や愛にどのような影響を及ぼすのか現在のところ明らかではないが、このような懸念が理由もなく浮上してきたわけではない。リタリンが交際の技能や創造性を損なったり、子どもが冗談を思いつく能力が落ちたと思われるような逸話があり、これはジェフェリー・ザスローの記事「アインシュタインがリタリンを飲んだら？」で触れられている。

神経学者オリバー・サックスは著書『妻を帽子とまちがえた男』で、次のような症例について述べている。彼の患者は、ドーパミン・システムを活性化させる薬物をとりはじめると症状が軽減された一方で、陽気さを失いがちになり、ドラマーとしての創造性も鈍くなったという。そこで、週日は薬物を服用して仕事をうまくこなせるようにし、週末には薬を飲まずに抑制を解放し、自身のジャズバンドでドラムをたたいた。愛については、セロトニン・システムがかかわるといわれているが、これはまさにプロザックやゾロフトなどの「ハッピー・ピルズ」が作用する領域である。

訓練を通した能力の改善が最も安全な方法だと思われるが、それはまさしく私の研究テーマである。むろん、この見方にはバイアスもあるだろう。だが人口の半分が常に心の能力を高める薬物を常用している社会であるより、心の体操をして心の健康の増進に力を入れる社会でありたいと願う。その一環として、たとえば注意とワーキングメモリの訓練を学校のカリキュラムに取り入れてはどうだろうか?

ゲーム会社を作って、ゲームにワーキングメモリに負荷をかける認知的成分を取り込み、朝食のシリアルを選ぶように、心のダイエットを選択するようにできないものだろうか。グリセミック指数(訳注:食後の血糖値を上げる炭水化物の指数)のかわりに、刺激駆動型とコントロール型の注意のはたらきの間の比率の指数を出すとか、ワーキングメモリ要求型の遊び時間のパーセンテージを出せないものであろうか?

15 情報の氾濫とフロー

ＣＮＮのニュースキャスターに耳を傾けようとしながら、テレビ画面の下に示される株価表示を見ているとしよう。双方の情報を完全に理解しようとすると、認識の限界を感じるだろう。あなたの脳は情報の洪水状態になりかかっている。これをワーキングメモリの視点から分析すると、この状態を定量的に表現できる。２つの同時的な情報の流入は、ワーキングメモリにとって過負荷となる状況だ。前頭葉や側頭葉の特定の領域が、このような情報をどれくらい処理できるのかを制約している。インターネットで難しい記事を読みながら、スクリーンの片隅にちらつく広告を無視しようとする場合、ワーキングメモリにとって大きな負荷になる、注意をそらせる課題に立ち向かっているのだ。パソコンの操作で分からないことが生じたとき、ワードのヘルプキーを押すといろいろ教えてくれるが、すべての情報を理解するには多くの説明を何度も読まねばならないだろう。このような場合も、ワーキングメモリが過負荷になることが多い。

現代の情報化社会の特徴は、おおざっぱに「増大する複雑さ」とか「高度な情報の流れ」とか言われるが、これはワーキングメモリの負荷を増加させる方向への移動である。ここ数年、社会の変化が加速されてきたことをわれわれは肌で感じているし、その速度が緩やかになる気配はまったくない。モバイル技術は二重課題を行わねばならない状況を増やしてきたし、携帯での会話はその始まりにすぎない。ワイヤレス通信とノートパソコンは、無数の新たな同時処理の状況を創り出している。モバイルパソコンとW-i-F-iによって、携帯を使う感覚で街路やカフェでインターネット・サーフィンを見かけるようになってきた。車のGPS装置（ナビゲートに用いる位置測定機）は非常に普及したが、私はその画面を見るたびにどのくらい判断時間が遅れるのかを示す実証的研究が現れることを心待ちにしている。メガネに取り付けられたGPSスクリーンなども、現実のものとなりつつある。

注意散漫にさせられることが多く、また重い情報負荷を伴う情報環境で、われわれはしばしば、注意が散漫になったり焦点化しないように感じるが、これは本書の序章で述べたモダンなオフィスの状況と同じだ。このような複合的状況と増大する認知的要求は脳にダメージを与えていると考えやすいが、幸いにも、心的負荷の大きい困難な状況にさらされることが、集中力を損なうと指摘した研究は今のところない。むしろ、その反対を示す研究が多い。つまり、われわれの能力の限界を広げる状況が、脳を最も訓練するのである。フリン効果の1つの解釈は、まさにこのような要求とわれわれの生活の複雑さの増大が、情報処理を巧みにし、問題解決能力を高めているというものである。

注意が散漫になり焦点化しないように感じる理由は、要求と能力の間のズレにあるのだろう。言い換えれば、われわれが感じているのは相対的な注意欠陥なのだ。その作用のメカニズムはＡＤＨＤと同じであり、課題の困難さと技能の間のバランスがうまくとれていないのだ。街に出て観察してみれば、人々の能力が劣化しているのではなく、直面する情報負荷の要求が増加しているのだとわかる。3年前と比べると、今ではスパムメールを消去しながら電話で話す能力は、おそらく10％も上がっているだろう。一方、毎日受け取る電子メールは、おそらく２００％以上増えているはずだ。だから、自身の能力では追いつけないという感覚と、能力が改善されていることとの間に矛盾はない。

■情報ストレス

われわれは、能力を発達させているという期待をもって、無条件にこの情報の洪水を甘受せねばならないのだろうか？　いや、必ずしもそうではない。受け入れることのできる情報には限界があることを常に意識すべきだ。要求が能力の限界を超えたときに起こる具体例が、携帯がらみの交通事故である。

急展開する情報洪水に対して十分用心すべきもう1つの要因は、ストレスとの関連である。ストレスについての理解は、ここ数年ずいぶんと進み、高いレベルのストレスによるホルモンが心臓、血管、免疫システムや脳を含む多くの身体領域にダメージを与えることが、多くの研究で明らかにされている。脳については、ストレスの増加はワーキングメモリや長期記憶の障害と結びつくという知見がある。神経科学者はストレス、特に心的外傷後ストレス障害のような重篤なレベルのストレスは海馬に影響をもたらすことを示した。海馬は脳の一部で、長期記憶の情報の保持に重要な役割を果たしている。だがこのような影響は、長期にわたって持続する高いレベルのストレスにのみ当てはまる。適度な一時的なストレスは緊張をもたらすという意味で良いことが多く、覚醒のように、最適レベルの効果をもつこともある（本書24ページ参照）。

また、情報の量とストレス・ホルモンの間に、単純なつながりがあるわけではない。ロバート・サポルスキーは『なぜシマウマは胃潰瘍にならないか』で、自身の研究を含めた多くのストレス研究と、背後にある要因についてレビューしている。ストレスのレベルは文脈的であり、置かれている状況の解釈ともかかわりをもつ。キーとなる概念は**コントロールしているという感覚**である。ストレスは、われわれがコントロールできないと感じていること、あるいはそうできないと知っていることと密接にかかわっている。「学習性無力感」とは、置かれている状況を自分でコントロールできないことを学んでしまった人々を指す言葉として作られた。だから、ストレスはまさにわれわれ自身の態度にかかかわる問題なのだ。ある人々に突然、冷や汗をかかせることなる新技術も、別の人々には面白い挑戦以外の何ものでもない。

電子メールを処理する負荷について、人々がどう感じているかを調べた調査がある。わかったことは、多くの人々は、自分の処理能力を超えるほど多くの電子メールを受け取っていると感じているということだ。面白いのは、不満を言う限界が、受け取る電子メールの総数とは関係のないことだ。一日20通受け取る人も、100通受け取る人と同様に不満を訴えるのだ。もし情報の負荷の増加に対処することを面白い挑戦だと考え、それが自分の能力の発展につながると思い込めば、情報ストレスは軽減されるのだろうか?

■なぜ人間は刺激が好きなのか

能力の限界を超えた場合、それが成功につながることはほとんどないが、だからといって、できるだけ避けようとしているわけでもない。われわれは能力の限界を広げようとする積極的な態度ももっているからだ。もっと多くの情報、多くの感動、そして多くの複雑性を常にわれわれは求め続けている。ゲームの開発はその一例だ。若者をターゲットにした、任天堂の携帯型ゲーム機の最新版のコンソールには2つのスクリーンがあって、同時に使って遊べるようにしてある。任天堂は周到な下調べを行い、この同時場面状況が子どもやティーンエイジャーにアピールすると判断したのだ。同じように、ゲームそれ自身もさらに一層複雑化してゆく。

多くの人々は、過密な情報のもとでの即時的な作業や状況を求めている。会議中に携帯を取り出してメッセージを送ったり、電子メールを読んだりしても、それは自発的行為であり、情け容赦のない技術的進歩の犠牲者になっているわけではない。スティーブン・ジョンソンは、かつてなかったほどテレビ番組が複雑になったことを指摘している。複雑にからみあった筋の展開はますます高度な問題解決を要求し、視聴者が話の展開を理解することさえ並大抵でない。明らかに、より複雑な番組には、魅力がある。ジョンソンはまた、複雑化したコンピュータ・プログラムは、刺激を求め、探索しようとするわれわれの欲求を満たすのだという。

■フロー

アメリカの心理学者ミハイ・チクセントミハイは、フローの概念について書いている。フローとは、われわれが行っている作業に完全に集中し、浸り込んでしまう感覚をいう。絵を描くことに夢中になっていて、自分自身にも時間の経過にも気がつかない画家はフローの状態にある。フローはまた、外科医が難しい手術を行い、全神経と能力を使っているときの状態である。チクセントミハイが目指したのは、フローを引き出す状況の分析だ。彼は、フロー状態にある人がして

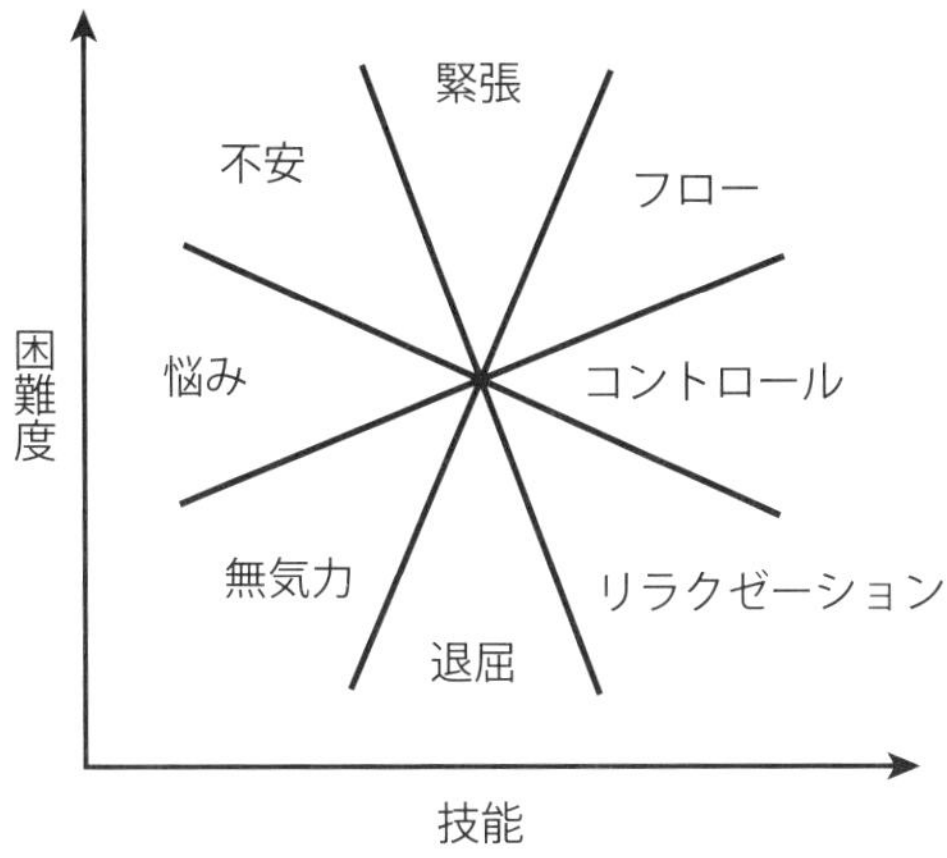

図 15-1　チクセントミハイの図式

困難度と技能の組み合わせで異なる心的状態が生じる。
（Csikszentmihalyi, 1997 より）

いることの困難度とその人がもつそれをこなす技能の点から分析すると、フローは高い困難度と技能によって特徴づけられる状況において、行動する者の能力と行われている課題の要求がぴったりマッチするときに生じる。

チクセントミハイの図式を、上を北にした認知的地図に見立てると、「フロー」状態は北東のセクターに位置する。困難度が技能を超えると、緊張状態となる。技能が困難度を上回ると、コントロールの感覚をもつが、困難度が下がってくると退屈になる。「技能」を「ワーキングメモリ能力」と、そして「困難度」を「情報負荷」に置き換えてみれば、情報処理の主観的側面を描く地図が得られよう。この処理がわれわれの能力を超えてしまうと、それに応じて注意欠陥を経験する。しかし、このような処理を単に回避するべきではない。それがあまりに低いと退屈し、無気力になるからだ。換言すれば、われわれの刺激と情報への欲求を満たすべき理由があるのだ。要求と能力、あるいは技能と困難度がつりあっているときにフローが生まれる。そして、この状態のとき、われわれは能力の限りを出し尽くし、そうして能力を訓練し成長させるのだ。

ワーキングメモリの負荷がワーキングメモリ能力と正しくマッチし、マジカルナンバー7の限界にあれば、訓練は、まさに最大の効果を生む。このことがわかったからには、環境をコントロールし、自分の能力の出し方を変えるのは、あなた自身にかかっている。バランスがどこにあるかを示し、フローを感じ能力を最大にのばす方向へとコンパスを正しく向けるしかたを、学ぶことができると期待したい。

訳者あとがき

本書はスウェーデンのカロリンスカ研究所で発達認知神経科学の教授を務めるターケル・クリングバーグ教授の一般向けの著書であり、原著は２００７年にスウェーデン語で出版された。その後、２００９年に英訳版がオックスフォード大学出版局から刊行された。英訳の題名は *The Overflowing Brain: Information Overload and the Limits of Working Memory*（Oxford University Press, 2009）であり、本書は英訳版を参照して訳出した。教授は１９６７年生まれ、１９９７年にカロリンスカ研究所のローランド教授のもとでワーキングメモリをテーマに博士号を取得、同研究所付属病院、米国のスタンフォード大学でポスドクを務めた後、同研究所で准教授、教授を務め現在に至っている。ｆＭＲＩやＤＴＩ（拡散テンソル法）などを用いた児童期の脳の認知神経科学を専門としている。特に本書で取り上げられているワーキングメモリや注意の障害（ＡＤＨＤ）を中心に研究を行っており、２００１年にはワーキングメモリ訓練プログラムを広めるためコグメド（Cogmed）を設立している。

以下は、訳者のコメントを交えた内容のスケッチである。題名からもわかるとおり、本書のメインテーマは脳と注意の担い手としてのワーキングメモリ（WM）であり、両者の関係を現在の情報化社会の中でユニークな視点でとらえている。情報社会に生きる現代人は多忙であるが、その一因はこの社会がマルチタスクを求める構造をもつところにあるようである。マルチタスクはWMなしには処理できない。ところが、人間のWMには厳しい容量の制約があり、入ってくる情報が多すぎると処理できなくなりオーバーフローしてしまう。リーディングスパンテストなどのWMテストを使って、情報を一時的に保持しながら処理を行うマルチタスク課題を実施し、容量を個人ごとに測ると、その容量はせいぜい3から4アイテム程度であることがわかる。WMのオーバーフローが現在の情報化社会におよぼす知られざる影響は大きいが、それは、不注意で起こる様々な事故から、高齢者の物忘れにまでおよんでいる。

1章で述べられているように、およそ4万年前に現れた人類の祖先であるクロマニヨン人の脳の容積とほぼ同じわれわれの脳が、デジタル社会が生み出す情報の奔流に立ち向かいつつある。そして、脳のもつ可塑性が社会環境に適応するように心を進化させてきた。進化の最前線にある前頭葉の中でも、社会環境の変化に敏感に反応するWMは、脳と環境の間をインターフェースする役割を演じている。WMは新たな環境に適応してゆくのに必要な心の機能であり、最近の注意の実験心理学と認知神経科学は、WMが前頭葉や頭頂葉と協働しながら能動的な注意のコントロールをしていることを明らかにしてきた。つまり、WMは問題解決や創造性を通して環境や社会への適応と密接にかかわっているのである。

本書は、情報の過負荷（overload）がＷＭやそれを担う脳におよぼす光と影の領域を、電子オフィスの環境問題から青少年の心をとらえるコンピュータ・ゲーム、さらに教育の問題にまで広げて具体的に取り上げている。そして、ＷＭを担う脳にも可塑性があると考え、複雑化する社会に磨かれるかたちで発展してきたＷＭは、さらに訓練によっても（オーバーフローしないように）磨くことができるというのが著者の主張である。

一方、われわれのＷＭや注意を担う脳のオーバーフローは、情報ストレスなどの影響も受けている。利便性の高いスマートフォンが急速に普及し、情報化社会に住む多くの人々にとって、ごく普通の通信手段となってきた。われわれはこのようなモバイル型情報化社会によって大きな恩恵と刺激を受けると同時に、否応なしに一種の情報ストレスを感じる環境に置かれつつある。利便性という光の背後にある陰の部分であるといってもよいだろう。さらに、利便性のおかげで、自身の脳のメモ帳であるＷＭの鍛錬がおざなりになり、創造的な思考力が低下するのではないかというネガティブな見方もある。本書では、逆にこのような社会の複雑化がＷＭのはたらきを促進するというポジティブな見方でまとめられている。この立場を後押しするのが、1章と13章で述べられているフリン効果である。

フリン効果は情報化社会がはじまった20世紀中葉以降に認められる知能指数（ＩＱ）の一般的上昇をさすが、これを説明する一つの要因として社会環境の複雑化が考えられている。マルチタスク志向のコミュニケーション機器の急速な普及が、人々に多くの情報への接触をもたらす結果、訓練効果を生み、絶え間なく増加する心的な情報圧力が人々のＩＱを押し上げるのに役立っているると説明される。社会が複雑化すると、その環境への適応にはＷＭをベースとした問題解決能力が必要になり、したがってＷＭとかかわる一般流動性知性（ｇＦ）も少しずつ上昇すると想定されるのである。光と影の領域はＷＭの個人差、課題の複雑さなどで異なってくるが、高齢者や若年者への影響は大きいと考えられる。

ＷＭとその個人差について一言述べておきたい。40億年の脳の進化は、協調して社会を営むためにわれわれの前頭前野にシンボリックな表象を保持し、それを操作できるような能動的な記憶であるＷＭを生み出したといってもいいだろう。この脳領域が、重要な生存価値を担いはじめ、社会的状況を認知しそこに適応するはたらきをもつようになったのであろう。ＷＭの個人差は大きいが、容量が小さいと無関連な情報と必要な情報の区別が困難になり、必要な情報を保持すべき脳の領域に無関連情報が入り込んでしまう。注意がそれてしまうのだが、これは能動的注意のコントロールにはＷＭが必要なことを示唆している。ＷＭがうまくはたらかないと、注意散漫になる結果、外部環境にあふれる刺激駆動型の受動的注意に乗っ取られ、能動的注意は置き去りにされることになる。本書に登場する仮想の会社員リンダのオフィスでの行動を見ても納得できる。

さらに、12章では、コンピュータ・ゲームとＷＭについて触れている。ゲームが青少年におよぼす影響については様々な議論がなされてきた。ゲームに興じることが、短絡的で粗雑な思考を生むといった論議も見かけるが、本書を見ればそれは間違いであることがわかる。確かに、反応時間を競うような個人ゲームは受動的な注意が必要であり、WMとはかかわりがない。しかし、複数の人々の間で行われる、ある程度の複雑性をもつインタラクティブな社会ゲームでは、能動的にコントロールされた問題解決のための注意が必要であり、また他者の心を読み取ることも必須であり、前頭葉つまりWMのはたらきが重要となってくるという。ここでは、自己と社会のかかわりを前頭葉ネットワークで考える社会脳がキー概念となるのである。

われわれが自分のもつWMの制約を意識し、WMをみがく努力を続ければ、それは十分な生きがいと満足感をもたらすのみでなく、脳の能力をさらに発展させる可能性を秘めているという著者の主張には訳者も大いに賛同したい。

新曜社の塩浦暲氏には訳稿を丁寧に読んでいただき、読みやすくするために図版も含めて詳細なコメントをいただいた。厚く御礼を申し上げたい。

２０１１年10月１日

苧阪直行

訳者紹介

苧阪直行（おさか　なおゆき）

1946年生まれ。1976年京都大学大学院文学研究科博士課程修了、文学博士（京都大学）。京都大学大学院文学研究科教授、文学研究科長・文学部長、日本学術会議会員などを経て現在、京都大学特任教授・名誉教授、日本ワーキングメモリ学会会長、日本学術会議「脳と意識」分科会委員長

主な著訳書

『意識とは何か』（1996，岩波書店）、『心と脳の科学』（1998，岩波書店）、『脳とワーキングメモリ』（2000，編著，京都大学学術出版会）、『美を脳から考える』（2000，共訳，新曜社）、『意識の科学は可能か』（2002，編著，新曜社）、『心の神経生理学入門』（2005，共訳，新曜社）、『大脳皮質と心』（2005，共訳，新曜社）、Cognitive Neuroscience of Working Memory（2007，編著，オックスフォード大学出版局）、『ワーキングメモリの脳内表現』（2008，編著，京都大学学術出版会）、『意識の脳内表現』（2008，監訳，培風館）、『笑い脳』（2010，岩波書店）、『脳イメージング』（2010，編著，培風館）

新曜社

オーバーフローする脳

ワーキングメモリの限界への挑戦

初版第1刷発行　2011年11月10日©

著　者　ターケル・クリングバーグ

訳　者　苧阪直行

発行者　塩浦　暲

発行所　株式会社 新曜社
〒101-0051　東京都千代田区神田神保町2－10

電話(03)3264-4973・FAX(03)3239-2958

e-mail info@shin-yo-sha.co.jp

URL http://www.shin-yo-sha.co.jp/
印刷　エーヴィスシステムズ　　Printed in Japan

製本　イマヰ製本所

ISBN978-4-7885-1261-0　C1011

索　引

■さ　行

■た　行

■な　行

■は　行

文献と注

1　はじめに —— 石器時代の脳が情報洪水に見舞われたら

3　職場での注意散漫の研究については次を参照。C. Thompson, "Meet the Life Hackers," *New York Times*, October 16, 2005. またハロウェルの注意欠陥特性についての記事は，E. Hallowell, "Overloaded Circuits: Why Smart People Underperform," *Harvard Business Review*, January 2005 を参照。

7　ミラーのマジカルナンバー7についての講演は次を参照。G. A. Miller, "The Magical Number Seven, Plus or Minus Two: Some Limits on Our Capacity for Processing Information," *Psychological Review* 63 (1956): 81-97.

11　体性感覚野の可塑性については次を参照。J. H. Kaas, M. M. Merzenich, and H. P. Killackey, "The Reorganization of Somatosensory Cortex Following Peripheral Nerve Damage in Adult and Developing Mammals," *Annual Review of Neuroscience* 6 (1983): 325-56; J. H. Kaas, "Plasticity of Sensory and Motor Maps in Adult Mammals," *Annual Review of Neuroscience* 14 (1991) 137-67.

12　視覚障害の視覚皮質については次を参照。N. Sadato, A. Pascual - Leone, J. Grafman, et al., "Activation of the Primary Visual Cortex by Braille Reading in Blind Subjects," *Nature* 380 (1996): 526-28.

12　聴覚障害者の聴覚皮質については次を参照。L. A. Petitto, R. J. Zatorre, K. Gauna, et al., "Speech - like Cerebral Activity in Profoundly Deaf People Processing Signed Languages: Implications for the Neural Basis of Human Language," *Proceedings of the National Academy of Science of the United States of America* 97 (2000): 13961-66.

12　弦楽器奏者の脳の差異については次を参照。T. Elbert, C. Pantev, C. Wienbruch, et al., "Increased Cortical Representation of the Fingers of the Left Hand in String Players," *Science* 270 (1995): 305-7.

12　ピアノ譜と脳活動については次を参照。C. Pantev, R. Oostenveld, A. Engelien, et al., "Increased Auditory Cortical Representation in Musicians," *Nature* 392 (1998):

811-14.

12　音楽家の神経経路については次を参照。S. L. Bengtsson, Z. Nagy, S. Skare, et al., "Extensive Piano Practicing Has Regionally Specific Effects on White Matter Development," *Nature Neuroscience* 8 (2005): 1148-50.

12　ジャグリングについては次を参照。B. Draganski, C. Gaser, V. Busch, et al., "Neuroplasticity: Changes in Grey Matter Induced by Training," *Nature* 427 (2004): 311-12.

13　フリン効果については次の文献がある。J. Flynn, "Massive Gains in 14 Nations: What IQ Tests Really Measure," *Psychological Bulletin* 101(1987): 171-91; J. Flynn, "Searching for Justice: The Discovery of IQ Gains over Time," *American Psychologist* 54 (1999): 5-20.

17　神経認知的エンハンスメントについての文献は次を参照。M. J. Farah, J. Illes, R. Cook - Deegan, et al., "Neurocognitive Enhancement: What Can we do and What should we do? " *Nature Neuroscience* 5 (2004): 421-25.

2　情報の入り口

23　多くの注意のモデルが提案されており，毎年1500編もの論文が刊行されているが，注意のタイプが区別できるかどうかについてはコンセンサスはない。このモデルは最近の，異種の注意を要する課題を実行中の脳活動の研究をもとに記述した。研究の概要については次を参照。M. Corbetta and G. L. Shulman, "Control of Goal - Directed and Stimulus - Driven Attention in the Brain," *Nature Reviews Neuroscience* 3 (2002): 201-15; S. Kastner and L. G. Ungerleider, "Mechanisms of Visual Attention in the Human Cortex," *Annual Reviews of Neuroscience* 23 (2000): 315-41.

このモデルは主として，マイケル・ポズナーの異種の注意の測定に基づいている。M. I. Posner, *Chronometric Explorations of Mind* (Hillsdale, N.J.: Erlbaum, 1978); M. I. Posner, "Orienting of Attention," *Quarterly Journal of Experimental Psychology* 32 (1980): 3-25.

ポズナーは**方向づけ**という術語を，選択的注意を記述するときに使っている。また，彼は**実行的注意**と呼ぶ別のタイプの注意についても論じて

いる。次を参照。M. I. Posner and S. E. Petersen, "The Attention System of the Human Brain," *Annual Review of Neuroscience* 13 (1990): 25-42. このタイプの注意を要する課題として，ストループ・エリクソン・フランカー課題がある。しかし，これらの課題は抑制課題に分類されており，ここではふれない。コントロールされた注意と刺激駆動型注意は，それぞれ"トップダウン"および"ボトムアップ"の注意，さらに"内因性"および"外因性"注意と呼ばれることもある。

23　覚醒については次を参照。J. F. Mackworth,*Vigilance and Attention* (Baltimore: Penguin, 1970).

25　バイオリニストの逸話は次を参考にした。D. L. Schacter,*The Seven Sins of Memory: How the Mind Forgets and Remembers* (New York: Houghton Mifflin, 2001).［シャクター, D. L.／春日井晶子（訳）2002『なぜ,「あれ」が思い出せなくなるのか：記憶と脳の７つの謎』日本経済新聞社］

27　ポズナーの次の研究を参照。M. I. Posner,*Chronometric Explorations of Mind* (Hillsdale, N.J.: Erlbaum, 1978); M. I. Posner, "Orientating of Attention," *Quarterly Journal of Experimental Psychology* 32 (1980): 3-25.

27　さまざまな注意の間の関連性については次を参照。J. Fan, B. D. McCandliss, T. Sommer, et al., "Testing the Efficiency and Independence of Attentional Networks," *Journal of Cognitive Neuroscience* 14 (2002): 340-47.

27　コンピュータ・ゲームとADHDの研究については次を参照。V. Lawrence, S. Houghton, R. Tannock, et al., "ADHD Outside the Laboratory: Boys' Executive Function Performance on Tasks in Videogame Play and on a Visit to the Zoo," *Journal of Abnormal Child Psychology* 30 (20): 447-62.

30　注意の fMRI 研究については次を参照。J. A. Brefczynski and E. A. DeYoe, "A Physiological Correlate of the 'Spotlight' of Visual Attention," *Nature Neuroscience* 2 (1999): 370-74. "注意のスポットライト"アナロジーについては次を参照。F. Sengpiel and M. Hubener, "Visual Attention: Spotlight on the Primary Visual Cortex," *Current Biology* 9 (1999): R318-21. 最近の研究ではニューロンは，刺激が提示されたとき，その応答比率を増すと同時に，注意によって特定の領域が同期しやすくなるという（つまり，異なるニューロンが同時に活動す

る)。そのリズムは非常に早く，40-70Hzにもなるという。刺激提示前の神経細胞の同期の測定によって，反応の素早さを予測することもできる。次の論文が参考になる。T. Womelsdorf, P. Fries, P. P. Mitra, et al., "Gammaband Synchronization in Visual Cortex Predicts Speed of Change Detection," *Nature* 439 (2006): 733-36.

31　注意の初期の研究と触感覚については次を参照。P. E. Roland, "Somatotopical Tuning of the Postcentral Gyrus During Focal Attention in Man. A Regional Cerebral Blood Flow Study," *Journal of Neurophysiology* 46 (1981): 744-54; P. E. Roland, "Cortical Regulation of Selective Attention in Man. A Regional Cerebral Blood Flow Study," *Journal of Neurophysiology* 48 (1982): 1959-78.

32　ニューロン間の競合については次を参照。B. C. Motter, "Focal Attention Produces Spatially Selective Processing in Visual Cortical Areas V1, V2, and V4 in the Presence of Competing Stimuli," *Journal of Neurophysiology* 70 (1993): 909-19.

34　異なる注意のシステムについては次を参照。M. Corbetta and G. L. Shulman, "Control of Goal - Directed and Stimulus - Driven Attention in the Brain," *Nature Reviews Neuroscience* 3 (2002): 201-15. 次の諸論文も重要である。S. Kastner, M. A. Pinsk, P. De Weerd, et al., "Increased Activity in Human Visual Cortex During Directed Attention in the Absence of Visual Stimulation," *Neuron* 22 (1999): 751-61; J. B. Hopfinger, M. H. Buonocore, and G. R. Mangun, "The Neural Mechanisms of Top - Down Attentional Control," *Nature Neuroscience* 3 (2000): 284-91. 図版は次より引用。Corbetta and Shulman, "Control of Goal - Directed and Stimulus - Driven Attention in the Brain." 前頭・頭頂皮質は選択的注意と結びつく唯一の領域ではない点に注意。ルバージたちは，上丘と呼ばれる脳幹の神経細胞群が重要な役割を果たしていると考えている。上丘は個々の背景の空間地図をもち，新皮質領域と結ばれているようである。注意にとって重要なはたらきを担う別の領域として視床がある。これは，プルビナール核や網様体核などの神経核の大きな集合体で，脳の深部にある。これらの神経核は新皮質の多くの領域と結ばれており，注意のはたらきとかかわる。クリックはDNAの発見でノーベル賞を受けた人物だが，その後意識の起源に興味をもち，意識研究に方向を変えた。1984年に彼は，"Functions of the Thalamic Reticular Complex: The Searchlight Hypothesis, Proceedings of the National

Academy of Sciences of the United States of America. 1984 Jul; 81(14): 4586-90." と題する論文を発表し，皮質の網様核の演じる役割を注意を光のビームにたとえた。視床の網様体機能のサーチライト仮説である。

36　無視については次を参照。M. Gazzaniga, R. B. Ivry, and G. R. Mangun, *Cognitive Neuroscience*, 2nd ed. (New York: Norton, 2002).

3　心の作業台

41　ワーキングメモリについての最初の記述は次を参照。G. A. Miller, E. Galanter, and K. H. Pribram, eds., *Plans and the Structure of Behavior* (New York: Holt, 1960).［ミラー , G. A. ／十島雍蔵ほか（訳）1980『プランと行動の構造：心理サイバネティクス序説』誠信書房］

41　ワーキングメモリのモデルについては次を参照。A. D. Baddeley and G. J. Hitch, "Working Memory," in G. A. Bower, ed.,*Recent Advances in Learning and Motivation*, vol.8 (New York: Academic Press, 1974), 47-89. 最近のモデルについては，A. Baddeley, "Working Memory: Looking Back and Looking Forward," *Nature Reviews Neuroscience* 4 (2003): 829-39 が参考になる。

43　長期記憶への電気ショック療法の効果については次を参照。L. R. Squire, *Memory and Brain* (New York: Oxford University Press, 1987).［スクワイア, L. R. ／河内十郎（訳）1989『記憶と脳：心理学と神経科学の統合』医学書院］

48　"注意のテンプレート" という言葉は次の文献で用いられた。R. Desimone and J. Duncan, "Neural Mechanisms of Selective Visual Attention," *Annual Reviews of Neuroscience* 18 (1995): 193-222. ワーキングメモリと注意のかかわりについては，R. Desimone, "Neural Mechanisms for Visual Memory and Their Role in Attention," *Proceedings of the National Academy of Sciences of the United States of America* 93 (1996): 13494-99; E. Awh and J. Jonides, "Overlapping Mechanisms of Attention and Spatial Working Memory," *Trends in Cognitive Sciences* 5 (2001): 119-26. が参考になる。

50　A. Baddeley, "Working Memory," *Science* 255 (1992): 556-59 から引用。ここで示したレーヴン・マトリックスの一例はオリジナルのものではなく，類似のものを作成した。オリジナル版は次を参照。J. C. Raven,*Advanced Progressive Matrices: Set II* (Oxford: Oxford Psychology Press, 1990).

50 ワーキングメモリと推論については次を参照。P. C. Kyllonen and R. E. Christal, "Reasoning Ability Is (Little More than) Working - Memory Capacity?!," *Intelligence* 14 (1990): 389-433. 次の論文から引用。H. - M. Sufi, K. Oberauer, W. W. Wittmann, et al., "Working - Memory Capacity Explains Reasoning Ability - and a Little Bit *More*," *Intelligence* 20(2002): 261-88.

51 ワーキングメモリとgFについては次を参照。R. W. Engle, M. J. Kane, and S. W. Tuholski, "Individual Differences in Working - Memory Capacity and What They Tell Us About Controlled Attention, General Fluid Intelligence and Functions of the Prefrontal Cortex," in A. Shah and A. Miyake, eds.,*Models of Working Memory: Mechanisms of Active Maintenance and Executive Control*, 102-34 (New York: Cambridge University Press, 1998). エングルは発話された単語を想起したり認知したりする単純な言語性ワーキングメモリ課題より，複雑なワーキングメモリ課題間（同時課題をその一部で用いるリーディングスパン課題など）で高い相関を見出している。エングルの実験の一つの問題は，それが言語課題のみで行われたことである。単純な視空間性ワーキングメモリでもエングルが用いた複雑な言語性課題と同様に，レーヴン・マトリックスと高い相関をもつ。たとえば次の論文を参照。K. Oberauer, H. - M. Suess, O. Wilhelm, et al., "Individual Differences in Working Memory Capacity and Reasoning Ability," in R. A. Conway, C. Jarrold, M. J. Kane, et al. eds., *Variation in Working Memory* (New York: Oxford University Press, 2007). これらの議論とさらなる例については，T. Klingberg, "Development of a Superior Frontal - Intraparietal Network for Visuo - Spatial Working Memory," *Neuropsychologia* 44, 11(2006): 2171-77; A. F. Fry and S. Hale, "Relationships Among Processing Speed, Working Memory, and Fluid Intelligence in Children," *Biological Psychology* 54 (2000): 1-34; H. - M. SiiL, K. Oberauer, W. W. Wittmann, et al., "Working - memory Capacity Explains Reasoning Ability - and a Little Bit More," *Intelligence* 30, 3 (2002): 261-28 を参照。ワーキングメモリと知能の関係についての要約は次を参照。A. R. Conway, M. J. Kane, and R. W. Engle, "Working Memory Capacity and Its Relation to General Intelligence," *Trends in Cognitive Sciences* 7 (2003): 547-52.

51 gFと心的操作を伴わない記憶課題の相関については次を参照。Oberauer, Suess, Wilhelm, et al., "Individual Differences in Working Memory Capacity and

Reasoning Ability," In A. Conway, C. Jarrold, M. Kane, A. Miyake, & J. Towse eds., *Variation in Working Memory*, Oxford: Oxford University Press; N. Unsworth and R. W. Engle, "On the Division of Short-Term and Working Memory: An Examination of Simple and Complex Span and Their Relation to Higher Order Abilities," *Psychological Bulletin* 133 (2007): 1038-66.

種々のワーキングメモリ課題間の活動の相違や種々の短期記憶とワーキングメモリ課題間の相違についての進行中の議論もある。前頭前野皮質の腹側（下部）は心的操作を要しないワーキングメモリで活性化し，前頭前野背外側皮質（ブロードマンの46野）は心的操作を要する場合にのみ活性化するとの指摘がある。この知見はもともとペトリデスが言い出したもので，その実証的支持データについては次を参照。A. M. Owen, A. C. Evans, and M. Petrides, "Evidence for a Two-Stage Model of Spatial Working Memory Processing Within the Lateral Frontal Cortex: A Positron Emission Tomography Study," *Cerebral Cortex* 6 (1996): 31-38; M. D'Esposito, G. K. Aguirre, E. Zarahn, et al., "Functional MRI Studies of Spatial and Nonspatial Working Memory," *Cognitive Brain Research* 7 (1998): 1-13.

しかし，多くの研究がこの仮説と異なるデータを出しており，ドット課題のような心的操作を伴わない課題でも前頭前野背外側皮質が活性化することが報告されている。次の論文を参照。C. E. Curtis, V. Y. Rao, and M. D'Esposito, "Maintenance of Spatial and Motor Codes During Oculomotor Delayed Response Tasks," *Journal of Neuroscience* 24 (2004): 3944-52. これらの領域は心的操作を伴わない遅延期間の間にも持続的に活性化しており，それを裏付ける論文もある。J. D. Cohen, W. M. Pearstein, T. S. Braver, et al., "Temporal Dynamics of Brain Activation During a Working-Memory Task," *Nature* 386 (1997): 604-8.

デスポジットとカーティスは操作を伴う課題とそうでない課題の差異についてこう要約している。「表現（保持）操作との間の違いは認知モデル間の固有の表現の違いによって明確にできるが，これから見るように，その神経活動間の違いを微小電極による直接法で測定するのは非常に困難であり，fMRI のような間接的測定法によってさえ困難である。」C. E. Curtis and M. D'Esposito, "Persistent Activity in the Prefrontal Cortex During Working

Memory," *Trends in Cognitive Sciences* 7 (2003): 415-23. 脳の活動データと対応した術語をつくろうとしても，このように2つのワーキングメモリ課題のカテゴリー間を明確に分けることは難しい。この問題については，さらに詳しい論議が必要である。

4 ワーキングメモリのモデル

55　サルのワーキングメモリ課題中の神経活動について，最も広範に引用された文献は，S. Funahashi, C. J. Bruce, and P. S. Goldman-Rakic, "Mnemonic Coding of Visual Space in the Monkey's Dorsolateral Prefrontal Cortex," *Journal of Neurophysiology* 61 (1989): 331-49 である。初期の研究には，J. M. Fuster and G. E. Alexander, "Neuron Activity Related to Short - Term Memory," *Science* 173 (1971): 652-54 がある。

58　ワーキングメモリ活動のコンピュータシミュレーションのレビューは，たとえば，X. - J.Wang, "Synaptic Reverberation Underlying Mnemonic Persistent Activity," *Trends in Neuroscience* 24 (2001) や，J. Tegner, A. Compte, and X. - J. Wang, "The Dynamical Stability of Reverberatory Neural Circuits," *Biological Cybernetics* 87 (2002): 471-81 をみるとよいだろう。

58　PET を用いたワーキングメモリの実験については，E. Paulesu, C. D. Frith, and R. S. J. Frackowiak, "The Neural Correlates of the Verbal Component of Working Memory," *Nature* 362 (1993): 342-45; J. Jonides, E. E. Smith, R. A. Koeppe, et al., "Spatial Working Memory in Humans as Revealed by PET," *Nature* 363 (1993) 623-25 がある。

59　fMRI を用いた持続性活動の研究として次がある。J. D. Cohen, W. M. Pearstein, T. S. Braver, et al., "Temporal Dynamics of Brain Activation During a Working - Memory Task," *Nature* 386 (1997); S. M. Courtney, L. G. Ungerleider, K. Keil, et al., "Transient and Sustained Activity in a Distributed Neural System for Human Working Memory," *Nature* 386 (1997): 608-11.

60　ドット課題実行中の持続的な神経活動については次を参照。C. E. Curtis, V. Y. Rao, and M. D'Esposito, "Maintenance of Spatial and Motor Codes During Oculomotor Delayed Response Tasks," *Journal of Neuroscience* 24 (2004): 3944-52.

62　特別なニューロン仮説を支持する研究については，S. Funahashi, C. J. Bruce, and P. S. Goldman - Rakic, "Mnemonic Coding of Visual Space in the Monkey's Dorsolateral Prefrontal Cortex," *Journal of Neurophysiology* 61 (1989): 331-49 を参照。

63　図版は，C. E. Curtis and M. D'Esposito, "Persistent Activity in the Prefrontal Cortex During Working Memory," *Trends in Cognitive Sciences* 7 (2003): 415-23 から引用した。

63　マルチモーダル細胞仮説を支持する研究については，J. Quintana and J. M. Fuster, "Mnemonic and Predictive Functions of Cortical Neurons in a Memory Task," *Neuroreport* 3 (1992): 721-24 を参照。レビューは，J. M. Fuster, *Memory in the Cerebral Cortex* (Cambridge, Mass.: MIT Press, 1995) を参照。

64　並列的ワーキングメモリ・システムについては，P. S. Goldman - Rakic, "Topography of Cognition: Parallel Distributed Networks in Primate Association Cortex," *Annual Reviews of Neuroscience* 11 (1988): 137-56 を参照。

65　マルチモーダル領域については，T. Klingberg, P. E. Roland, and R. Kawashima, "Activation of Multi - modal Cortical Areas Underlies Short - Term Memory," *European Journal of Neuroscience* 8 (1996): 1965-71. および，T. Klingberg, "Concurrent Performance of Two Working - Memory Tasks: Potential Mechanisms of Interference," *Cerebral Cortex* 8 (1998): 593-601 を参照。

65　モーダリティー間のボトルネックとオーバーラップを示す他の研究例は，J. Duncan and A. M. Owen, "Common Regions of the Human Frontal Lobe Recruited by Diverse Cognitive Demands," *Trends in Neurosciences* 23 (2000): 475-83; H. Hautzel, F. M. Mottaghy, D. Schmidt, et al., "Topographic Segregation and Convergence of Verbal, Object, Shape and Spatial Working Memory in Humans," *Neuroscience Letters* 323 (2002): 156-60; C. E. Curtis and M. D'Esposito, "Persistent Activity in the Prefrontal Cortex During Working Memory," *Trends in Cognitive Sciences* 7 (2003): 415-23 を参照。

5　脳とマジカルナンバー7

67　ミラーのオリジナル論文は，G. A. Miller, "The Magical Number Seven, Plus or Minus Two: Some Limits on Our Capacity for Processing Information," *Psychological*

Review 63 (1956): 81-97 を参照。さらに N. Cowan, "The Magical Number 4 in Short-Term Memory: A Reconsideration of Mental Storage Capacity," *Behavioral and Brain Sciences* 24 (2001): 87-185 も参考になる。

69 子どものワーキングメモリ研究については次を参照。A. Diamond and P. S. Goldman - Rakic, "Comparison of Human Infants and Rhesus Monkeys on Piaget's AB Task: Evidence for Dependence on Dorsolateral Prefrontal Cortex," *Experimental Brain Research* 74, 1 (1989): 24-40.

70 ワーキングメモリの発達については次を参照。S. E. Gathercole, S. J. Pickering, B. Ambridge, et al., "The Structure of Working Memory from 4 to 15 Years of Age," *Developmental Psychology* 40 (2004): 177-90; S. Hale, M. D. Bronik, and A. F. Fry, "Verbal and Spatial Working Memory in School - Age Children: Developmental Differences in Susceptibility to Interference," *Developmental Psychology* 33 (1997) 364-71; および H. Westerberg, T. Hirvikoski, H. Forssberg, et al., "Visuospatial Working Memory: A Sensitive Measurement of Cognitive Deficits in ADHD," *Child Neuropsychology* 10 (2004): 155-61.

70 子どものワーキングメモリと問題解決技能については，A. F. Fry and S. Hale, "Processing Speed, Working Memory, and Fluid Intelligence," *Psychological Science* 7 (1996): 237-41 が参考になる。

71 図5-1のワーキングメモリと年齢についてのグラフは，H. L. Swanson, "What Develops in Working Memory? A Life Span Perspective," *Developmental Psychology* 35 (1999) 986-1000 から引用した。

71 子どもと大人の神経衰弱ゲームについては，L. Baker - Ward and P. A. Ornstein, "Age Differences in Visual - Spatial Memory Performance: Do Children Really Out - perform Adults When Playing Concentration?" *Bulletin of the Psychonomic Society* 26 (1988): 331-32; および M. Gulya, A. Rosse - George, K. Hartshorn, et al., "The Development of Explicit Memory for Basic Perceptual Feature," *Journal of Experimental Child Psychology* 81 (2002): 276-97 が参考になる。

73 児童期の脳活動の変化については次を参照。T. Klingberg, H. Forssberg, and H. Westerberg, "Increased Brain Activity in Frontal and Parietal Cortex Underlies the Development of Visuo - spatial Working Memory Capacity During Childhood,"

Journal of Cognitive Neuroscience 14 (2002): 1-10. 脳活動とミエリン化の測定については次を参照。P. J. Olesen, Z. Nagy, H. Westerberg, et al., "Combined Analysis of DTI and fMRI Data Reveals a Joint Maturation of White and Grey Matter in a Fronto-parietal Network," *Cognitive Brain Research* 18 (2003): 48-57. ワーキングメモリ課題下での注意の分断についての研究に，P. Olesen, J. Macoveanu, J. Tegner, et al., "Brain Activity Related Working Memory and Distraction in Children and Adults," *Cerebral Cortex* 17 (2007): 1047-1054 がある。

73 これらの結果を確認した視空間記憶の発達研究については次を参照。H. Kwon, A. L. Reiss, and V. Menon, "Neural Basis of Protracted Developments Changes in Visuo-spatial Working Memory," *Proceedings of the National Academy of Sciences USA* 99 (2002): 13336-41.

74 容量と頭頂葉についての fMRI 研究は次を参照。J. J. Toddan R. Marois, "Capacity Limit of Visual Short-Term Memory in Human Posterior Parietal Cortex," *Nature* 428 (2004): 751-54. 同様の関係を EEG を用いた結果については，E. K. Vogel any M. G. Machizawa, "Neural Activity Predicts Individual Differences in Visual Working Memory Capacity," *Nature* 428 (2004): 748-51 を参照。

74 レーヴン・マトリックス検査の成績と脳の活動の相関については，K. H. Lee, Y. Y. Choi, J. R. Gray, et al., "Neural Correlates of Superior Intelligence: Stronger Recruitment of Posterior Parietal Cortex," *Neuroimage* 29 (2006): 578-86 を参照。ワーキングメモリ課題実行中のレーヴン・マトリックス検査の成績と頭頂・前頭の活動の相関については，J. R. Gray, C. F. Chabris, and T. S. Braver, "Neural Mechanisms of General Fluid Intelligence," *Nature Neuroscience* 6 (2003): 316-22 に示されている。

75 アルバート・アインシュタインの脳についての研究は次を参照。S. F. Witelson, D. L. Kigar, and T. Harvey, "The Exceptional Brain of Albert Einstein," *Lancet* 353 (1999): 2149-53.

76 情報負荷と脳活動については次の文献を参照。T. Klingberg, "Limitations in Information Processing in the Human Brain: Neuroimaging of Dual Task Performance and Working Memory Tasks," *Progress in Brain Research* 126 (2000): 95-

102.

78　シナプス密度と発達については次を参照。P. Huttenlocher, "Synaptic Density in Human Frontal Cortex - Developmental Changes and Effects of Aging," *Brain Research* 163 (1979): 195-205.

78　発達過程での軸索の消失については，次を参照。A. S. LaMantia and P. Rakic, "Axon Overproduction and Elimination in the Corpus Callosum of the Developing Rhesus Monkey," *Journal of Neuroscience* 10 (1990): 2156-75.

78　ミエリン化の組織学的研究については次を参照。P. I. Yakovlev and A. - R. Lecours, "The Myelogenetic Cycles of Regional Maturation of the Brain," in A. Minkowsi, ed.,*Regional Development of the Brain in Early Life*, 3-70 (Oxford: Blackwell Scientific Publications, 1967). MR スキャナーで脳の白質内の水の拡散を測定できる拡散テンソル画像（DTI）とよばれる技法を使うと間接的ではあるがミエリン化の観察ができる。この方法は，Z. Nagy, H. Westerberg, and T. Klingberg, "Regional Maturation of White Matter During Childhood and Development of Function," *Journal of Cognitive Neuroscience* 16 (2004): 1227-33 で，白質の発達を研究するために用いられた。別の DTI を用いた研究で，脳活動の変化がミエリン化とかかわることが示されている。Olesen, Nagy, Westerberg, et al., "Combined analysis of DTI and fMRI data," *Cognitive Brain Research 18* (2003) 48-57.

80　神経活動のモデリングについては次を参照。F. Edin, J. Mocoveanu, P. Olsen, et al.," Stronger Synaptic Connectivity as a Mechanism Behind Development of Working Memory - Related Brain Activity During Childhood," *Journal of Cognitive Neuroscience* 19 (2007): 750-60.

6　同時課題処理の能力と心の帯域幅

84　図6−1のグラフは次から引用。M. Posner,*Chronometric Explorations of Mind* (Hillsdale, N.J.: Erlbaum, 1978).

85　二重課題遂行能力の性差については次を参照。M. Hiscock, N. Perachio, and R. Inch, "Is There a Sex Difference in Human Laterality? IV. An Exhaustive Survey of Dual - Task Interference Studies from Six Neuropsychology Journals," *Journal of*

Clinical and Experimental Neuropsychology 23 (2001): 137-48.

86 同時遂行の研究については，D. L. Strayer and W. A. Johnston, "Driven to Distraction: Dual - Task Studies of Simulated Driving and Conversing on a Cellular Telephone," *Psychological Science* 12 (2001): 462-66 を，推定死者数については，A. Motluk," How Many Things Can You Do at Once," *New Scientist*, April 7, 2007; および Alm and L. Nilsson, "The Effects of a Mobile Telephone Task on Driver Behaviour in a Car Following Situation," *Accident Analysis and Prevention* 27 (1995): 707-15 を参照。

88 ワーキングメモリと注意散漫については次を参照。N. Lavie, A. Hirst, J. W. de Fockert, et al., "Load Theory of Selective Attention and Cognitive Control," *Journal of Experimental Psychology* 133 (2004): 339-54. その要約は，N. Lavie, "Distracted and Confused? Selective Attention Under Load," *Trends in Cognitive Sciences* 9 (2005) 75-82 を見よ。注意散漫状況での脳の活動については，J. W. de Fockert, G. Rees, C. D. Frith, et al., "The Role of Working Memory in Visual Selective Attention," *Science* 291 (2001): 1803-6 が参考になる。

88 ワーキングメモリ容量と妨害刺激については，E. K. Vogel, A. W. McCollough, and M. G. Machizawa, "Neural Measures Reveal Individual Differences in Controlling Access to Working Memory," *Nature* 438 が参考になる。フィルタリングのコントロールについては，F. McNab and T. Klingberg, "Prefrontal Cortex and Basal Ganglia Control Access to Working Memory," *Nature Neuroscience* 11, 1 (2008): 103-7 を参照。

89 ワーキングメモリ容量とカクテルパーティー効果については次を参照。A. R. Conway, N. Cowan, and M. F. Bunting, "The Cocktail Party Phenomenon Revisited: The Importance of Working Memory Capacity," *Psychonomic Bulletin and Review* 8 (2001): 331-35.

90 心があちこちさまよう状態については次を参照。M. J. Kane, L. H. Brown, J. C. McVay et al., "For whom the mind wanders, and when: An Experience - Sampling Study of Working Memory and Executive Control in Daily Life." *Psychological Science* 18 (2007) 614-21.

92 中央実行系の fMRI 研究については次を参照。M. D'Esposito, J. A. Detre, D.

C. Alsop, et al., "The Neural Basis of the Central Executive System of Working Memory," *Nature* 378 (1995): 279-81.

94 同時遂行中の干渉についての別の仮説の研究は次を参照。T. Klingberg and P. E. Roland, "Interference Between Two Concurrent Tasks Is Associated with Activation of Overlapping Fields in the Cortex," *Cognitive Brain Research* 6 (1997): 1-8; T. Klingberg, "Concurrent Performance of Two Working Memory Tasks: Potential Mechanisms of Interference," *Cerebral Cortex* 8 (1998); T. Klingberg, "Limitations in Information Processing in the Human Brain: Neuroimaging of Dual Task Performance and Working Memory Tasks," *Progress in Brain Research* 126 (2000).

95 同時遂行課題のfMRI研究については次を参照。S. Bunge, T. Klingberg, R. B. Jacobsen, et al., "A Resource Model of the Neural Substrates of Executive Working Memory in Humans," *Proceedings of the National Academy of Sciences USA* 97 (2000): 3573-78.

95 "同時遂行" にかかわる領域の分離についての，デスポジットの結果と合わない実験については，R. A. Adcock, R. T. Constable, J. C. Gore, et al., "Functional Neuroanatomy of Executive Processes Involved in Dual - Task Performance," *Proceedings of the National Academy of Sciences USA* 97 (2000): 3567-72 を参照。

95 同時遂行に特異的に反応する脳活動を報告したものとしては，E. Koechlin, G. Basso, P. Pietrini, et al., "The Role of the Anterior Prefrontal Cortex in Human Cognition," *Nature* 399 (1999): 148-51 がある。

7 ウォーレスのパラドックス

101 以下から引用。S. J. Gould,*The Panda's Thumb: More Reflections in Natural History* (New York: Norton, 1980), 55.［グールド，S. J.／櫻町翠軒（訳）1986『パンダの親指：進化論再考』早川書房］

102 図7－1のグラフは次から引用。R. I. M. Dunbar, *Grooming, Gossip and the Evolution of Language* (London: Faber, 1996).［ダンバー，R. I. M.／松浦俊輔・服部清美（訳）1998『ことばの起源：猿の毛づくろい，人のゴシップ』青土社］遺伝子の突然変異はいつでも起こり，進化は数千年前に止まったわけではないことに注意。遺伝学者は20万年前のホモサピエンスの出現以降，

いくつかの遺伝子の変異を見出している。たとえば，シカゴ大学のブルース・ラーンと彼のチームは2つの遺伝子の変異形を見つけており，その1つは4万年前に，もう1つはわずか6000年前に変異が起こったと考えている。詳しくは次を参照。P. D. Evans, S. L. Gilbert, N. Mekel - Bobrov, et al., "Microcephalin, a Gene Regulating Brain Size, Continues to Evolve Adaptively in Humans," *Science* 309 (2005): 1717-20, および N. Mekel Bobrov, S. L. Gilbert, P. D. Evans, et al., "Ongoing Adaptive Evolution of ASPM, a Brain Size Determinant in*Homo sapiens*," *Science* 309 (2005): 1720-2-2. 遺伝子の変異形は興味深い。というのも変異は遺伝子の機能不全を生みだし，小頭症に導くからだ。普通の脳のおよそ3分の1の大きさの脳しかもたない新生児が生まれることがある。このような遺伝子変異がどのような効果をもつのかはミステリーのままである。変異形のはたらきは未解明だし，アフリカからの移動後に現れたということは，これが全人類に影響するものではないことを示している。最近の研究も，知能とこの遺伝子の変異とに相関がないことを見出している。これについては，N. Mekel - Bobrov et al., "The Ongoing Adaptive Evolution of ASPM and Microcephalin Is Not Explained by Increased Intelligence," *Human Molecular Genetics* 16 (2007): 600-608 を参照。

102 皮質のサイズと集団の大きさについては次を参照。R. I. M. Dunbar, *Grooming, Gossip and the Evolution of Language* (London: Faber, 1996).［ダンバー, R. I. M.／松浦俊輔・服部清美（訳）1998『ことばの起源：猿の毛づくろい，人のゴシップ』青土社］

103 マキャベリ的知性については，R. W. Byrne and A. Whiten,*Machiavellian Intelligence: Social Expertise and the Evolution of Intellect in Monkeys, Apes and Humans* (Oxford: Oxford Science Publications, 1988)［バーン，R. W., ホワイトゥン，A.（編）／藤田和生・山下博志・友永雅己（監訳）2004『マキャベリ的知性と心の理論の進化論』ナカニシヤ出版］を参照。

103 脳の進化と言語の役割については，T. W. Deacon,*The Symbolic Species: The Co-evolution of Language and the Human Brain* (London: Allen Lane, 1997)［ディーコン，T. W.／金子隆芳（訳）1999『ヒトはいかにして人となったか：言語と脳の共進化』新曜社］を参照。

104 知能の進化と性選択については，G. Miller,*The Mating Mind: How Sexual Choice Shaped the Evolution of Human Nature* (London: Heinemann, 2000)［ミラー，G.／長谷川眞理子（訳）2002『恋人選びの心：性淘汰と人間性の進化』岩波書店］を参照。

106 グールドの論議と彼のピンカーへの批判は次を参照。S. J. Gould, "Darwinian Fundamentalism," *New York Review of Books*, June 10, 1997, 1244. および，S. J. Gould,*The Panda's Thumb: More Reflections in Natural History* (New York: Norton, 1980), 55.［グールド，S. J.／櫻町翠軒（訳）1986『パンダの親指：進化論再考』早川書房］

8 脳の可塑性

111 骨相学については V. Mountcastle, "The Evolution of Ideas Concerning the Function of the Neocortex," *Cerebral Cortex* 5 (1995): 289-95 を参照。

112 図8－1a は Phrenology picture ©2002 Topham Picturepoint から，頭部の図式は K. Brodmann, *Vergleichende Lokalisationslehre der Grosshirnrinde* (Leipzig: Barth, 1909) からそれぞれ引用。

114 体性感覚野の可塑性については次を参照。J. H. Kaas, M. M. Merzenich, and H. P. Killackey, "The Reorganization of Somatosensory Cortex Following Peripheral Nerve Damage in Adult and Developing Mammals," *Annual Review of Neuroscience* 6 (1983): 325-56, および J. H. Kaas, "Plasticity of Sensory and Motor Maps in Adult Mammals," *Annual Review of Neuroscience* 14 (1991): 137-67.

115 視覚神経の移植については次を参照。J. Sharma, A. Angelucci, and M. Sur, "Induction of Visual Orientation Modules in Auditory Cortex," *Nature* 404 (2000): 841-47. その行動への影響については次を参照。L. von Melchner, S. L. Pallas, and M. Sur, "Visual Behaviour Mediated by Retinal Projections Directed to the Auditory Pathway," *Nature* 404 (2000): 871-76.

116 訓練とその聴覚領への効果については次を参照。G. H. Recanzone, C. E. Schreiner, and M. M. Merzenich, "Plasticity in the Frequency Representation of Primary Auditory Cortex Following Discrimination Training in Adult Owl Monkeys," *Journal of Neuroscience* 13 (1993): 87-103.

117　前肢の訓練とその新皮質への影響については次を参照。R. J. Nudo, G. W. Milliken, W. M. Jenkins, et al., "Use - Dependent Alterations of Movement Representations in Primary Motor Cortex of Adult Squirrel Monkeys," *Journal of Neuroscience* 16 (1996): 785-807.

117　弦楽器奏者については，T. Elbert, C. Pantev, C. Wienbruch, et al., "Increased Cortical Representation of the Fingers of the Left Hand in String Players," *Science* 270 (1995) が参考になる。

117　ピアニストの白質の研究については，S. L. Bengtsson, Z. Nagy, S. Skare, et al., "Extensive Piano Practicing Has Regionally Specific Effects on White Matter Development," *Nature Neuroscience* 8 (2005) を参照。

117　指の運動学習の fMRI 研究については次を参照。A. Karni, G. Meyer, P. Jezzard, et al., "Functional MRI Evidence for Adult Motor Cortex Plasticity During Motor Skill Learning," *Nature* 377 (1995) 155-58.

118　ジャグリングについては次を参照。B. Draganski, C. Gaser, V. Busch, et al., "Neuroplasticity: Changes in Grey Matter Induced by Training," *Nature* 427 (2004): 311-12.

9　注意欠陥多動性障害は存在するか？

125　ADHD の定義は，American Psychiatric Association,*Diagnostic and Statistical Manual of Mental Disorders*, 4th ed. (Washington, D.C.: American Psychiatric Association, 1994)［アメリカ精神医学会（編）／高橋三郎・大野裕・染矢俊幸（訳）2004『DSM - IV 精神疾患の診断・統計マニュアル〈新訂版〉』医学書院］を参照。ADHD のレビューについては，J. Biederman and S. V. Faraone, "Attention - Deficit Hyperactivity Disorder," *Lancet* 366 (2005): 237-48 を見よ。

130　ADHDと遺伝については，Biederman and Faraone, "Attention Deficit Hyperactivity Disorder." *Lancet* 366 (2005): 237-48 が参考になる。

131　ADHD とワーキングメモリについての仮説は，R. A. Barkley, "Behavioral Inhibition, Sustained Attention, and Executive Functions: Constructing a Unifying Theory of ADHD," *Psychological Bulletin* 121 (1997): 65-94 を参照。

132　ADHD のワーキングメモリ障害を示す研究については，次を参照。J. H.

Dowson, A. McLean, E. Bazanis, et al., "Impaired Spatial Working Memory in Adults with ttention - Deficit/Hyperactivity Disorder: Comparisons with Performance in Adults with Borderline Personality Disorder and in Control Subjects," *Acta Psychiatrica Scandinavica* 110 (2004) 45-54; S. Kempton, A. Vance, P. Maruff, et al., "Executive Function and Attention Deficit Hyperactivity Disorder: Stimulant Medication and Better Executive Function Performance in Children," *Psychological Medicine* 29 (1999): 527-38; さらに H. Westerberg, T. Hirvikoski, H. Forssberg, et al., "Visuo - spatial Working Memory: A Sensitive Measurement of Cognitive Deficits in ADHD," *Child Neuropsychology* 10 (2004): 155-61 などが参考になる。

133 薬剤の使用が長期にわたるダメージを生まないとする研究は，次を参照。P. S. Jensen et al., "Three - Year Follow - up of the NIMH MTA Study," *Journal of the American Academy of Child and Adolescent Psychiatry* 46 (2007): 989-1002.

134 中枢興奮剤のワーキングメモリへの影響については次を参照。R. Barnett, P. Maruff, A. Vance, et al., "Abnormal Executive Function in Attention Deficit Hyperactivity Disorder: The Effect of Stimulant Medication and Age on Spatial Working Memory," *Psychological Medicine* 31 (2001): 1107-15, および A. C. Bedard, R. Martinussen, A. Ickowicz, et al., "Methylphenidate Improves Visual - Spatial Memory in Children with Attention - Deficit/Hyperactivity Disorder," *Journal of the American Academy of Child and Adolescent Psychiatry* 43 (2004): 260-68.

134 COPE については，R. A. Barkley, A. Russell, and K. R. Murphy, *Attention - Deficit Hyperactivity Disorder: A Clinical Workbook* (New York: Guilford Press, 2006) を参照。

135 Teach ADHD については次を参照。http: //www.aboutkidshealth.ca/teachadhd.

136 ADHDへのアドバイスについては，K. G. Nadeau, *ADD in the Workplace: Choices, Changes, and Challenges* (Bristol, Penn.: Brunner/ Mazel, 1997) が参考になる。

10 認知ジム

139 初期の訓練の効果研究については次を参照。E. C. Butterfield, C. Wambold, and J. M. Belmont, "On the Theory and Practice of Improving Short - Term Memory," *American Journal of Mental Deficiency* 77 (1973) 654-69.

140　数字系列を記憶することを学習した学生については，K. A. Ericsson, W. G. Chase, and S. Faloon, "Acquisition of a Memory Skill," *Science* 208 (1980): 1181-82を参照。

143　最初の訓練研究については，T. Klingberg, H. Forssberg, and H. Westerberg, "Training of Working Memory in Children with ADHD," *Journal of Clinical and Experimental Neuropsychology* 24 (2002): 781-91を参照。

144　複数の大学病院が参加した訓練の再現研究については，T. Klingberg, E. Fernell, P. Olesen, et al., "Computerized Training of Working Memory in Children with ADHD - A Randomized, Controlled Trial," *Journal of the American Academy of Child and Adolescent Psychiatry* 44 (2005): 177-86を参照。

146　その他の訓練研究は次を参照。K. Dahlin, M. Myrberg, T. Klingberg, "Training of Working Memory in Children with Special Education Needs and Attentional Problems" *Scandinavian Journal of Psychology* 42 (2006)251-267. これとは別の，米国での再現実験は，B. Gibson et al., "Computerized Training of Working Memory in ADHD," abstract paper presented at the Conference for Children and Adults with Attention Deficit/Hyperactivity Disorder, 2006. および C. Lucas, H. Abikoff, E. Petkova, et al. "A randomized controlled trial of two forms of computerized working memory training in ADHD". Abstracted presented at American Psychiatric Association meeting, May 2008, Washingtonを参照。

146　健常高齢者の訓練については，H. Westerberg, Y. Brehmer, N. D'hondt, et al., "Computerized Training of Working Memory in Aging - A Controlled Randomized Trial," poster presented at the l○- th Cognitive Aging Conference in Adelaide, Australia, July 12-15, 2007を参照。

146　臨床的利用と訓練プログラムの販売はCogmed（カロリンスカ研究所で開発されたプログラムを社会還元するためにカロリンスカ開発によって設立され，所有される会社）が行っている。開発者はHelena Westerberg, Jonas Beckeman, David Skoglundらで，筆者も会社にかかわるが販売による利益は受けていない。

148　ワーキングメモリ訓練のfMRI研究については，P. J. Olesen, H. Westerberg, and T. Klingberg, "Increased Prefrontal and Parietal Brain Activity After Training of

Working Memory," *Nature Neuroscience* 7 (2004) 75-79 を参照。

149　注意処理の訓練にかかわる問題については次を参照。M. M. Sohlberg, K. A. McLaughlin, A. Pavese, et al., "Evaluation of Attention Process Training and Brain Injury Education in Persons with Acquired Brain Injury," *Journal of Clinical and Experimental Neuropsychology* 22 (2000): 656-76.

149　ワーキングメモリ訓練についてのその他の研究は，S. Jaeggi, M. Buschkuehl, J. Jonides, W. J. Perrig (2008) Improving fluid intelligence with training on working memory. *Proceedings of the National Academy of Sciences USA* 13; 105 (19): 6829-33 を参照。

11　心の筋肉を毎日訓練

153　アインシュタイン加齢研究については，J. Verghese, R. B. Lipton, M. J. Katz, et al., "Leisure Activities and the Risk of Dementia in the Elderly," *New England Journal of Medicine* 348 (2003): 2508-16 を参照。

155　ストックホルム・プロジェクトについては次を参照。A. Karp, S. Paillard - Borg, H. X. Wang, et al., "Mental, Physical and Social Components in Leisure Activities Equally Contribute to Decrease Dementia Risk," *Dementia and Geriatric Cognitive Disorders* 21 (2006): 65-73. および H. X. Wang, A. Karp, B. Winblad, et al., "Late - Life Engagement in Social and Leisure Activities Is Associated with a Decreased Risk of Dementia: A Longitudinal Study from the Kungsholmen Project," *American Journal of Epidemiology* 155 (2002): 1081-87.

158　次から引用した。*Dialogues of the Zen Masters*（translated into English by K. Matsuo and E. Steinilber - Oberlin） in R. P. Kapleau,*The Three Pillars of Zen* (New York: Anchor Books, 1989), 10.

160　凡夫禅については上記から引用。

161　神経科学会議については，M. Barinaga, "Studying the Well - Trained Mind," *Science* 302 (2003): 44-46 による。

162　脳波研究については次を参照。A. Lutz, L. L. Greischar, N. B. Rawlings, et al., "Long - Term Meditators Self - Induce High - Amplitude Gamma Synchrony During

Mental Practice," *Proceedings of the National Academy of Sciences USA* 101 (2004): 16369-73.

162 仏教僧侶の fMRI 研究については次を参照。J. A. Brefczynski - Lewis, A. Lutz, H. S. Schaefer, et al., "Neural Correlates of Attentional Expertise in Long - Term Meditation Practitioners," *Proceeding of the National Academy of Sciences USA* 104 (2007): 11483-88.

163 禅の瞑想の研究については次を参照。G. Pagnoni and M. Cekic, "Age Effects on Gray Matter Volume and Attentional Performance in Zen Meditation," *Neurobiology of Aging* 28 (2007): 1623-27.

12 コンピュータ・ゲーム

167 ジェニファー・グリネリの物語は次による。K. Craig, "Making a Living in Second Life," *Wired online*, February 8, 2006.

169 Tracy McVeigh, "Computer Games Stunt Teen Brains," *Observer*, August 19, 2001 より引用。

171 コンピュータ・ゲームのポジティブな効果については次を参照。K. Durkin and B. Barber, "Not So Doomed: Computer Game Play and Positive Adolescent Development," *Journal of Applied Developmental Psychology* 23 (2002): 373-92.

172 テトリスの研究については，R. De Lisi and J. L. Wolford, "Improving Children's Mental Rotation Accuracy with Computer Game Playing," *Journal of Genetic Psychology* 163 (2002): 272-82 を参照。

172 アクション・ゲームの研究については，C. S. Green and D. Bavelier, "Action Video Game Modifies Visual Selective Attention," *Nature* 423 (2003): 534-37 参照。

174 次のスウェーデン国立公衆衛生研究所報告を参照。A. Lager and S. Bremberg, "Hälsoeffekter av tv - och dataspelande - en systematisk genomgang av vetenskapliga studier," National Institute of Public Health, Stockholm, 2005.

178 任天堂のブレイン・エイジについては次を参照。I. Fuyuno, "Brain Craze," *Nature* 447 (2007): 18-20. ポジット・サイエンス社については，H. W. Mahncke, B. B. Connor, J. Appelman, et al., "Memory Enhancement in Healthy

Older Adults Using a Brain Plasticity - Based Training Program: A Randomized, Controlled Study," *Proceedings of the National Academy of Sciences USA* 103 (2006): 12523-8 を参照。

13 フリン効果

181 フリン効果は次に報告されている。J. Flynn, "Massive Gains in 14 Nations: What IQ Tests Really Measure," *Psychological Bulletin* 101 (1987); J. Flynn, "Searching for Justice - The Discovery of IQ Gains over Time," *American Psychologist* 54 (1999); および S. Johnson "Dome improvement" Wired 13. 05, May (2005).

183 インテリジェンス・プロジェクトについては，R. J. Herrnstein, R. S. Nickerson, M. de Sanchez, et al., "Teaching Thinking Skills," *American Psychologist* 41 (1986): 1283 を参照。

184 イスラエルの訓練研究については次を参照。R. Feuerstein, M. B. Hoffman, Y. Rand, et al., "Learning to Learn: Mediated Learning Experiences and Instrumental Enrichment," *Special Services in the Schools* 39 (1986): 49-82.

184 クバシュチェフの研究については次を参照。L. Stankov, "Kvashchev's Experiment: Can We Boost Intelligence?" *Intelligence* 10 (1986): 209-30.

185 クラウアーの研究については次を参照。K. J. Klauer, K. Willmes, and G. D. Phye, "Inducing Inductive Reasoning: Does It Transfer to Fluid Intelligence?" *Contemporary Educational Psychology* 27 (2002): 1-25.

186 環境がIQに及ぼす研究については次を参照。P. M. Greenfield, "The Cultural Evolution of IQ," In U. Neisser, ed., *The Rising Curve: Long - Term Gains in IQ and Related Measures* (Washington, D. C.: American Psychological Association, 1998).

186 S. Johnson, *Everything Bad Is Good for You: How Today's Popular Culture Is Actually Making Us Smarter* (New York: Riverhead Books, 2005).［ジョンソン，S.／山形浩生・守岡桜（訳）2006『ダメなものは，タメになる：テレビやゲームは頭を良くしている』翔泳社］

14 神経認知的エンハンスメント

193 神経認知的エンハンスメントについては次を参照。M. J. Farah, J. Illes, R.

Cook - Deegan, et al., "Neurocognitive Enhancement: What Can We Do and What Should We Do?" *Nature Reviews Neuroscience* 5 (2004): 421-25.

194 ADHDでない人々へのアンフェタミンの効果については次を参照。J. L. Rapoport, M. S. Buchsbaum, H. Weingartner, et al., "Dextroamphetamine: Cognitive and Behavioural Effects in Normal Prepubertal Boys," *Science* 199 (1978): 560-63; J. L. Rapoport, M. S. Buchsbaum, H. Weingartner, et al., "Dextroamphetamine: Cognitive and Behavioural Effects in Normal and Hyperactive Boys and Normal Adult Males," *Archives of General Psychiatry* 37 (1980): 933-43.

195 ADHDでない人々へのメチルフェニデート（リタリン）の影響については次に報告がある。M. A. Mehta, A. M. Owen, B. J. Sahakian, et al., "Methylphenidate Enhances Working Memory by Modulating Discrete Frontal and Parietal Lobe Regions in the Human Brain," *Journal of Neuroscience* 20 (2000): RC65.

195 大学生の中枢興奮剤の利用については次に報告がある。Farah, Illes, Cook - Deegan, et al., "Neurocognitive Enhancement," and Q. Babcock and T. Byrne, "Students' Perceptions of Methylphenidate Abuse at a Public Liberal Arts College," *Journal of American College Health* 49 (2000); A. M. Arria K. M. Caldeira, K. E. O'Grady et al. "Nonmedical use of prescription stimulants among college students", *Pharmacotherapy* 28 (2) (2008) 156-69; B. Maher. "Poll Results: Look Who's Doping." *Nature* 452 (2008) 674-75.

197 人間－コンピュータ・インタラクションについては，L. R. Hochberg, M. D. Serruya, G. M. Friehs, et al., "Neuronal Ensemble Control of Prosthetic Devices by a Human with Tetraplegia," *Nature* 442 (2006): 164-71 を参照。

198 加齢に伴うドーパミン受容体の減少については次を参照。L. Backman, N. Ginovart, R. A. Dixon, et al., "Age - Related Cognitive Deficits Mediated by Changes in the Striatal Dopamine System," *American Journal of Psychiatry* 157 (2000): 635-37.

199 リタリンの効果の逸話や同種の薬剤の創造性に及ぼす影響については，たとえば J. Zaslow, "What if Einstein Had Taken Ritalin," *Wall Street Journal*, February 3, 2005; O. Sacks, *The Man Who Mistook His Wife for a Hat* (London: Duckworth, 1985)［サックス，O.／高見幸郎・金沢泰子（訳）2009『妻を帽子とまちがえた男』早川書房］を参照。薬物治療と創造性の間の関係に

ついては明らかではない。また，ADHD の子どもたちにリタリンを与え，創造性を調べるテストを受けさせても成績が下がるということはなかった。たとえば，次の文献が参考になる。M. V. Solanto and E. H. Wender, "Does Methylphenidate Constrict Cognitive Functioning?" *Journal of the American Academy of Child and Adolescent Psychiatry* 28 (1989): 897-902. リタリンが ADHD やそうではない大人の創造性にどう影響するかは不明である。

200 セロトニンと愛情については次を参照。D. Marazziti, H. S. Akiskal, A. Rossi, et al., "Alteration of the Platelet Serotonin Transporter in Romantic Love," *Psychological Medicine* 29 (1999): 741-45; H. Fisher, *Why We Love: The Nature and Chemistry of Romantic Love* (New York: Henry Holt, 2004).［フィッシャー，H.／大野晶子（訳）2005『人はなぜ恋に落ちるのか？：恋と愛情と性欲の脳科学』ソニー・マガジンズ］

15　情報の氾濫とフロー

204 ストレスとその潜在要因についての研究は次を参照。R. M. Sapolsky, *Why Zebras Don't Get Ulcers* (New York: W. H. Freeman, 1994).

205 電子メールの心的負荷については次の報告がある。J. Glieck, *Faster: The Acceleration of Just About Everything* (London: Little, Brown, 2001).

206 フローについては次を参照。M. Csikszentmihalyi, *Finding Flow: The Psychology of Engagement with Everyday Life* (New York: Basic Books, 1997).［チクセントミハイ，M.／大森弘（監訳）2010『フロー体験入門：楽しみと創造の心理学』世界思想社］